PROFESSIONAL HYGIENIST WORK
UP-TO DATE

土屋和子の
プロフェッショナルハイジニストワーク アップデート

土屋和子 著

医歯薬出版株式会社

This book was originally published in Japanese
under the title of :

TSUCHIYA KAZUKO-NO PUROFESSYONARU HAIJINISUTO WAKU APPU-DETO
(Kazuko Tsuchiya's Professional Hygienist Work Up-to Date)

TSUCHIYA, Kazuko
Dental Hygienist

© 2018   1st ed.
ISHIYAKU PUBLISHERS, INC.
  7-10, Honkomagome 1 chome, Bunkyo-ku,
  Tokyo 113-8612, Japan

はじめに

　歯科衛生士としての臨床経験が40年になり，歯科医療界の発展や時代の変化とともに私たちの役割が変化してきたのを感じています．

　一生懸命に，ただただブラッシング指導を行っていた1970年代．歯科衛生士が活躍するアメリカの歯科医療界が眩しく感じられた1980年代．北欧の国を挙げての予防歯科への取り組みに目を見開いた1990年代．インプラント治療が普及し「予防」とは何か，私たちの役割とは何かを模索した2000年代．歯周病と糖尿病の関連が明らかになり，全身疾患や生活習慣に意識を向けるようになった2010年代．

　そして，2020年代に向け，さらに歯科衛生士として可能性が広がる予感を抑えきれないいま，本書を執筆することで，歯科衛生士としての役割を改めて整理することができました．

　長期にわたり多くの患者さんを担当させていただいたことで，口腔内の状態やその方の生活環境や習慣，価値観や健康観が全身の健康状態と深くかかわることを実感しています．もはや，齲蝕や歯周病をプラークコントロールやスケーリングだけで予防できるとは誰もが考えないでしょう．

　超高齢社会において「健康寿命の延伸のための口腔ケアと情報提供」が歯科衛生士としての重要な役割であると位置づけると，おのずから必要な知識や言動が理解できます．病気を患ってから，あるいは高齢になってから健康を獲得しようとしてもなかなか難しいものです．疾患のない若い年代から健康に生きることへの意識をもって生活をするためには何が必要でしょうか？　そして，そのような患者さんをサポートするために私たちにはどのような知識をもち，どのような行動をとることが必要でしょうか？　まさに，「健康の獲得は1日にして成らず」なのです．

　読者の皆さんが本書から歯科衛生士という職業に自信をもち，仕事を楽しめるような情報を読み取ってくださると嬉しいです．

2017年12月

土屋和子

土屋和子の
プロフェッショナルハイジニストワーク アップデート
CONTENTS

Introduction　これからの歯科衛生士の役割

- ますます高まる高齢化率……………………………………………… 8
- 「健康寿命」を延ばすために …………………………………………… 9
- 要介護になる原因と口腔との関連…………………………………… 10
- 全身疾患と口腔との関係を知ろう！…………………………………… 11

第1章　時代とともに変わってきた歯周病の病因論と歯科衛生士の役割

- 約30〜40年前　1980年代ごろ …………………………………… 14
- 約20〜30年前　1990年代 ………………………………………… 16
- 約10〜20年前　2000年代 ………………………………………… 18
- 約10年前〜　2010年代 ……………………………………………… 21
- Column　口臭を知ろう……………………………………………… 24

第2章　SRPを極めよう！

- 上手なSRPとは？……………………………………………………… 28
- 超音波スケーラーについておさらいしよう！………………………… 28
- 超音波スケーラーを安全に，効果的に使おう！……………………… 32
- SRP中の痛みを回避する工夫 ………………………………………… 37
- Column　メインテナンスで気づく！　胃酸の口腔内への影響 ……… 39

第3章　"歯面清掃器"を知っていますか？

- 歯面清掃器＝エアアブレージョンとは？……………………………… 42
- 歯面清掃器の効果的な使用法………………………………………… 42
- 正しく理解すれば為害作用は怖くない！……………………………… 44
- 安全な使用方法−歯冠部………………………………………………… 45
- 安全な使用方法−歯肉縁下……………………………………………… 47

PROFESSIONAL HYGIENIST WORK
UP-TO DATE

第4章 口腔と全身との関係について理解を深めよう！

はじめに〜体験から学ぶこと	50
口腔と全身との関連	51
血液について理解しよう	52
感染・感染症について知ろう	54
菌血症と敗血症を理解しよう！	54
全身疾患の知識をもとう！	57
肺炎・誤嚥性肺炎	57
糖尿病	59
虚血性心疾患	61
脳血管疾患	63
高血圧症	64
生活習慣に対するチェアサイドからの情報発信	65
Column　睡眠時無呼吸症候群を理解しよう	67
Column　唾液分泌に関する疾患・服用薬を知ろう	70

第5章 口腔がんについて知ろう！

日常的に口腔粘膜をみる習慣をもっていますか？	74
口腔がんの症状と種類	74
口腔がんの進行と症状	77
舌がんの進行段階に応じた治療	78
疑わしい口腔粘膜病変	79
考えられる口腔がんの原因	81
日常臨床に取り入れよう！　チェアサイドでの口腔がん検査	82
患者さんにどう伝えるか	83
前癌病変や前癌状態をメインテナンスで観察する	84

Page design……solo
Illustration……パント大吉，TDL

第6章　新しい歯科衛生士の役割

① CTが読める歯科衛生士になろう！
　"動かして見る" CBCT ……………………………………… 86
　パノラマX線写真，デンタルX線写真とCTの違い ……… 87
　どんなときにCTが役に立つか？ ………………………… 88
　CT画像を理解するための基礎知識 ……………………… 90

② できていますか？　禁煙支援
　禁煙支援をしていますか？ ………………………………… 94
　人がタバコを吸う理由 ……………………………………… 94
　なぜ禁煙支援が苦手なのか？ ……………………………… 95
　何を伝えるのか ～喫煙と口腔の関係性
　"NO！"と言わせない伝え方 ……………………………… 96
　一人で悩まない――医院内で役割分担をしよう！ ……… 97

③ TCHに対応しよう！
　近ごろ話題の"TCH"って何？ …………………………… 98
　TCHによる弊害 …………………………………………… 98
　TCHの分類とその原因 …………………………………… 99
　気づこう！　TCHによって現れる口腔内所見 ………… 100
　TCHへの対応 ……………………………………………… 102

④ 患者さんの加齢に気づける歯科衛生士になろう
　加齢に伴う機能低下 ……………………………………… 104
　疾患や服用薬の影響について理解しよう ……………… 106

Column　プラークコントロールに関して知っておきたいあれこれ …… 107

参考文献 ……………………………………………………………… 108

INTRODUCTION

これからの歯科衛生士の役割

あなたは，10年後，20年後の自分を想像できますか？まずは，時代のニーズに合った歯科衛生士像について考えてみましょう！

Introduction これからの歯科衛生士の役割

ますます高まる高齢化率

　想像してみてください．10年，20年先の日本はどうなっているでしょう？　2025年には最も人口の多い年代である「団塊の世代」が75歳以上（後期高齢者）になります．すでに，わが国は2007年に高齢化率が21%となり**超高齢社会**を迎えました．2013年には高齢化率が25.1%になり，4人に1人が65歳以上になりました．予測では，2035年には高齢化率は33.4%，3人に1人が高齢者になるとされています（**図1**）．

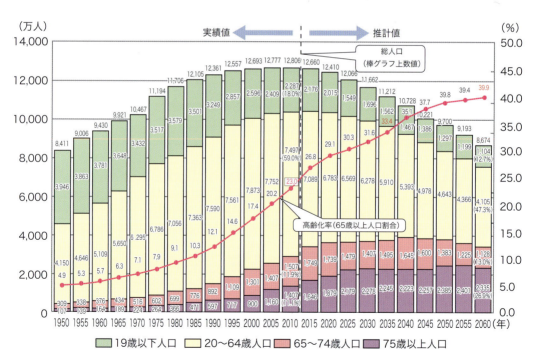

資料：2010年までは総務省「国勢調査」，2015年以降は国立社会保障・人口問題研究所「日本の将来推計人口（平成24年1月推計）」の出生中位・死亡中位仮定による推計結果
（注）1950年～2010年の総数は年齢不詳を含む

図1　高齢化の推移と将来推計（内閣府：平成28年版高齢社会白書（概要版）より）

「健康寿命」を延ばすために

高齢化率が上昇すると，介護・医療を必要とする者が増加すると同時に，介護・医療を提供する者も必要になります（**図2**）．歯科医療従事者の役割は，通院し受診する方・訪問によって医療を受ける患者さんへの歯科医療の提供だけではありません．**「疾患を予防し，健康の獲得と維持に貢献すること」** も求められています．つまり，歯科界も**「健康寿命」** を延ばす一端を担っているのです．

「健康寿命」とは，2000年にWHO（世界保健機構）が提唱した概念で，日常的・継続的な医療・介護に依存しないで自立した生活ができる生存期間です．いま，健康寿命と平均寿命の差が拡大していることが問題となっています．健康寿命と平均寿命の差である数年間は，「不健康な期間」つまり，介護や入院が必要な期間となります（**図3**）．不健康な期間が増大

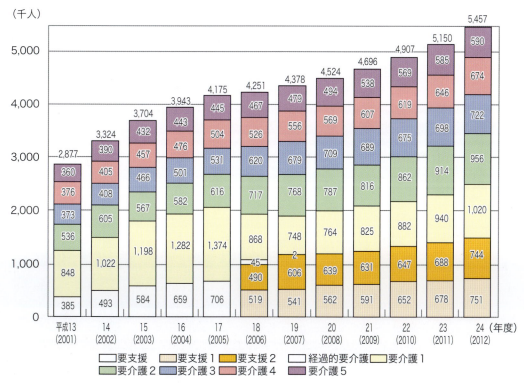

資料：厚生労働省「介護保険事業状況報告（年報）」
（注1）平成18年4月より介護保険法の改正に伴い，要介護度の区分が変更されている。
（注2）東日本大震災の影響により，報告が困難であった福島県の5町1村（広野町，楢葉町，富岡町，川内村，双葉町，新地町）を除いて集計した値

図2 第1号被保険者（65歳以上）の要介護度別認定者数の推移
（内閣府：平成28年版高齢社会白書（概要版）より）

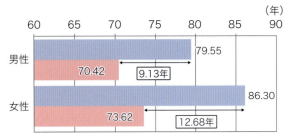

図3 平均寿命と健康寿命
(厚生科学審議会地域保健健康増進栄養部会・次期国民健康づくり運動プラン策定専門委員会：健康日本21（第二次）の推進に関する参考資料，平成24年7月より)

すると，介護・医療の費用が膨大になるばかりか，介護者（家族）の心身の負担も大きくなります．この差を縮小することが，社会に課せられた大きな課題です．

要介護になる原因と口腔との関連

要介護になる原因（**図4**）では脳血管疾患が1位を占めます．近年，口腔環境が及ぼす全身への影響が明らかになり，糖尿病と歯周病の関連が知られるようになりましたが，この糖尿病は脳血管疾患の誘因と考えられています．また，要介護の原因となる骨折・転倒には筋力の衰えとともに身体のバランスの崩れが影響しており，不安定になった咬合が一因になっているとも考えられます．さらに，咀嚼することで脳への血流が増加し認知症の予防や症状の改善が可能だといわれていることからも，口腔環境を整える重要性が理解できます．

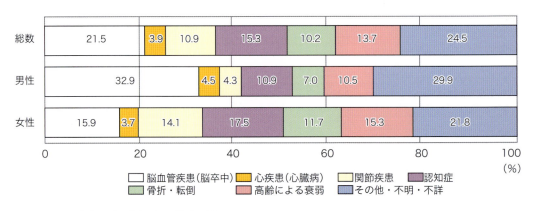

資料：厚生労働省「国民生活基礎調査」（平成22年）

図4 要介護者等の性別にみた介護が必要となった主な原因
(内閣府：平成28年版高齢社会白書（概要版）より)

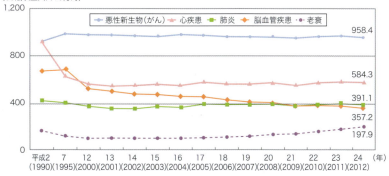

図5　65歳以上の高齢者の主な死因別死亡率の推移
(内閣府：平成28年版高齢社会白書（概要版）より)

全身疾患と口腔との関係を知ろう！

　がんに次いで日本人の死因の上位を占めるのは，心疾患，肺炎，脳血管疾患ですが（**図5**），誤嚥性肺炎の原因となる細菌の多くは歯周病原細菌であるといわれています．また，プラークやバイオフィルムが誘因となる疾患として狭心症や心筋梗塞，脳梗塞があげられます．前述した通り，心疾患や脳血管疾患は，歯周病との関連が明らかになっている糖尿病が誘因となります．このように，近年，口腔と全身との関連が次々と明らかになっています．

　私たちは，**全身疾患との関連を理解するとともに，患者さんの生活習慣や行動習慣に注目し，適切なアドバイスができる歯科衛生士を目指さなくてはならないのです．**

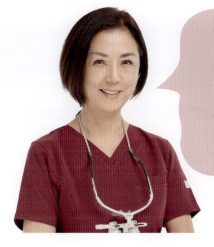

若い世代からの健康観や生活習慣などが慢性疾患の多くに影響します．歯科衛生士として，健康寿命の延伸のために，患者さんに有益な情報を提供し，健康観の向上や行動変容につながるような働きかけができるようにしたいですね！

第1章

時代とともに変わってきた歯周病の病因論と歯科衛生士の役割

歯周病の原因や歯周病原細菌についての考え方は，時代とともに大きく変化してきました．本章では，私の40年の臨床経験をもとに，歯周病に対する考え方の変遷を振り返ってみます．

第1章 時代とともに変わってきた歯周病の病因論と歯科衛生士の役割

　この章では，歯周病の病因論の変化を臨床現場でどのように捉えてきたかを振り返ってみたいと思います．私の臨床経験が40年になりますので，ざっと10年単位で考えてみましょう．

約30〜40年前　1980年代ごろ

"滑沢な根面"を目指していた時代

　1986年に医歯薬出版から翻訳書が発行された『Lindhe 臨床歯周病学』に，「マテリアアルバ（materia alba，白い物質）」という言葉の記載があります[1]．1960年代〜70年代にかけて，マテリアアルバは不潔な口腔内のプラークや歯の表面に蓄積した細菌集塊，白血球および剥離口腔上皮を含む軟らかく白い物質からなるものであり，プラークとは異なるものと考えられていたそうです．しかし，本書によってプラークはマテリアアルバも含む細菌の蓄積物と位置づけられました．

　当時は，歯肉縁下歯石は，プラーク直下のペリクルが石灰化し，その結晶がエナメル質，セメント質あるいは象牙質と密接に結合し，歯の表面の不均一さが歯石の結晶を成長させていくと考えられ，除去が困難であるとされていました．ルートプレーニングとは**「軟化したセメント質を除去し，根面を硬く，かつ平滑にする操作方法」**と考えられ，滑らかな根面をつくりだすために手用インスツルメントの使用が必須でした（**図1**）．

　現在では，4〜7mmの歯周ポケットを有する病変部では超音波スケーラーも手用スケーラーと同様の効果が得られることが明らかにされていますが，当時は超音波スケーラーの選択肢はほとんどなく，手用スケーラーで時間をかけて"根面がツルツルになるまで"ルートプレーニングしていました．いまから考えるとセメント質はおろか，象牙質まで損傷させていたのではないかと悔やまれます．

> 約30年〜40年前　1980年代頃

≪歯石に対する考え方≫
歯肉縁下歯石は，プラーク直下のペリクルが石灰化し，その結晶がエナメル質，セメント質あるいは象牙質と密接に結合している
⇒手用スケーラーでガリガリ，滑沢な根面を目指す！

≪プラークコントロールに対する考え方≫
プラークの質より蓄積量が問題
⇒徹底的なプラークコントロールを推奨

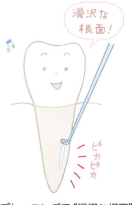

図1　ルートプレーニングで"滑沢な根面"を目指していた

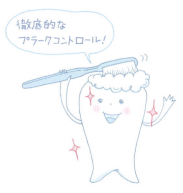

図2　徹底的なプラークコントロール

徹底的なプラークコントロール

　また，**当時はプラークの質よりも蓄積量が問題であるとされ，念入りなプラークコントロールが必要であると考えられていました（図2）**．著者が学生のころは，ローリング法がもっとも効果的なブラッシングだと学びましたが，先の『Lindhe 臨床歯周病学』には，ブラッシング方法よりも，患者さんのやる気と口腔内を正確に清掃するための技術の方が重要であり，歯垢染色剤を用いてブラッシングの効果を確認し，管理することの重要性が書かれています．

　当時，ブラッシング指導を実施する歯科医院はまだ少数で，歯ブラシ以外の清掃用具に関してはほとんど知られておらず，歯間ブラシなどはあくまで「補助用具」と位置づけられていました．そんななか，丸森賢司先生らが推奨された「100％磨き」とよばれる，1歯1歯に時間をかけて磨き，ブラッシング前後の2度染色をして効果を確認する徹底的なプラークコントロールは非常に新鮮に受け入れられました．

当時の私は，歯肉に浮腫性の炎症があったとしても出血させないように，まずは1列の軟毛の絵筆のような歯ブラシを使って毎日1時間以上（2～3時間の場合もあり）ていねいに磨いてもらい，徐々に歯ブラシの毛束の数を増やし，軟毛から普通の硬さに移行する「歯ブラシの処方」を一生懸命行っていました．当時の患者さんへの口癖は「歯磨きは仕事より大事」でした．いま思うと患者さんの言い分も聞かず，かなり強引に押しつけていたように思います．

また，1978年に出版された片山恒夫先生の訳書『食生活と身体の退化』（豊歯会刊行部）を読み，各国の原住民の食事が伝統食から近代食に変化するにつれ，不都合な症状が口腔に出現する研究結果に驚愕するとともに，非常に感銘を受けたのを覚えています．

約20～30年前　1990年代

米国歯周病学会の分類

1999年に米国歯周病学会は歯周病の分類を見直し，従来の成人性歯周炎は年齢にかかわらず**「慢性歯周炎」**，若年性歯周炎，早期発症型歯周炎についても年齢問わず発症・進行することから**「侵襲性歯周炎」**とされ，それぞれ**「限局型」**，**「広汎型」**に分類されるようになりました．また，壊死性歯周炎は「壊死性歯周疾患」とされ，歯周組織の細菌感染に対する全身的な抵抗力の減弱と関係していると考えられました．[2]

「バイオフィルム」の概念が確立

また，「バイオフィルム」の概念が確立され，歯肉縁下プラークには細菌種間の特異的関係があり，多くの菌種が宿主表面に直接付着する一方で，ほかの菌種はすでにそれらの付着している別の細菌へ付着する**「共凝集」**についての研究が進められました（図3）．重症な歯周病患者からは*P.gingivalis* が高確率に検出され，歯周疾患の発症や進行には，多形核白血球数とその機能の欠損，免疫応答調整不全，喫煙，食事やさまざまな全身疾患などの環境因子が影響を与えると考えられるようになりました[2]．

1996年の世界歯周疾患ワークショップでは，*Actinobacillus actino-*

> 約20年〜30年前　1990年代頃

≪バイオフィルムと細菌の共凝集≫
「バイオフィルム」の概念が確立
⇒歯肉縁下プラークには細菌種間の特異的関係があり，宿主表面に直接付着する細菌と，別の細菌に付着する細菌があるのがわかった＝「共凝集」

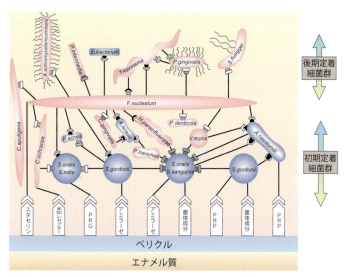

図3　細菌の共凝集[3]

mycetemcomintans，*Porphyromonas gingivalis*，および *Bacteroides forsythus*（現：*Tannerella forsythensis*）を歯周病原因菌として認め，侵襲性歯周炎との関連がもっとも疑われた病原菌の一つに *Actinobacillus actinomycetemcomintans* を挙げました．

Porphyromonas gingivalis（*P.g* 菌）は「黒色色素産生性バクテロイデス」（黒色の色素を産生する細菌）のグループであり，血液寒天平板培地で培養すると黒いコロニーを作ります（図4）．黒い縁下歯石を発見すると患者さんに見せ，歯周病の原因となる細菌について説明するのが楽しみでもありました．

また，このころから，糖尿病，妊娠，喫煙が歯周病における修飾因子と考えられて研究が進められ，特に喫煙は免疫系と炎症系に著明な影響を及ぼすことが明らかになりました．

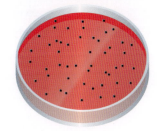

図4　*P.g* 菌の黒色のコロニー

Kazuko's View

このころは，歯肉縁下のスケーリングとルートプレーニングが一連の施術ではなく別の施術と解釈され，歯肉縁上のスケーリングは超音波スケーラーを用い，歯肉縁下のスケーリングやルートプレーニングはハンドスケーラーを用いることが多かったように思います．また，PMTC（Professional Mechanical Tooth Cleaning）がただの機械的な清掃ではなく，継続したメインテナンスにおける処置の一環として示唆されたのもこの時期だったでしょう．

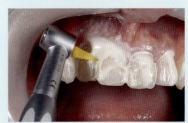

PMTC

約10～20年前　2000年代

🍎 インプラントが一般化，インプラント周囲病変が問題に

　嫌気性菌の検査としてDNAプローブ法やPCR法が開発されたことを受け，このころからチェアサイドで細菌検査ができるようになりました．中でも歯周病の重症化に関連する菌として考えられる*Actinobacillus actinomycetemcomintans*，*Porphyromonas gingivalis*，および*Bacteroides forsythus*を検出する方法が推奨されました．

　また，インプラント治療が普及し，インプラントに関連する疾患として軟組織に限定して生じる炎症性変化である「**インプラント周囲粘膜炎**」と，軟組織病変に加え進行性の骨吸収を伴う「**インプラント周囲炎**」があり，その原因は細菌感染であるということが知られるようになりました（図5）．また，治療としては，生体力学的因子を考慮した咬合治療，非外科治療，外科的治療などが行われるようになりました．

　歯周疾患の病原因子が天然歯からインプラントに伝播する可能性があるとの見解から，インプラント治療における術前の歯周治療と術後のメインテナンスによる細菌のコントロールが歯科衛生士の重要な役割になりました．

| 約10年〜20年前　2000年代頃 |

≪インプラントの普及とインプラント周囲病変への対応≫

⇒インプラントが普及し，インプラント周囲病変への対応が求められるようになった

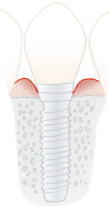
インプラント周囲粘膜炎

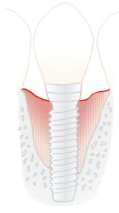
インプラント周囲炎

図5　インプラント周囲粘膜炎とインプラント周囲炎

Kazuko's View

高精度の超音波スケーラーの開発により，歯肉縁下のスケーリングや細菌バイオフィルムの除去が容易になりました．以前のようにやみくもに滑沢性を求めてルートプレーニングを行うのではなく，超音波スケーラーも併用した適切で低侵襲な歯周治療を行い，継続したメインテナンスによる健康維持を心がけるようになりました．

インプラント治療においては，患者さんにインプラントと天然歯との違いを理解していただき，セルフケアの大切さを伝えるとともに，2〜3カ月ごとのプロフェッショナルケアの継続を勧めるようになりました．

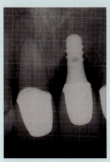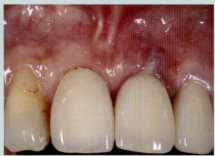

63歳女性．インプラント治療後，多忙を理由に来院されず，8年後にインプラント周囲炎を発症した

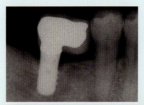
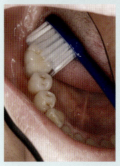
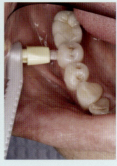
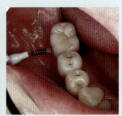

インプラント部のセルフケア．インプラントの上部構造の形態を理解し，見えにくい遠心部へのブラシの当て方や，歯周組織を傷めないような軟毛のタフトブラシ，細い歯間ブラシの使い方を指導する

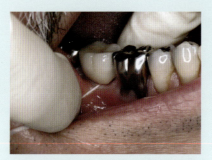

インプラント部のプロフェッショナルケア．上部構造の基底面と粘膜面の密着性を損なわないように，インプラントカラー部にフロスを慎重に使用する

約10年前〜 2010年代

🍎 ヒトと常在細菌叢の関係が研究されるように！

　歯周病の病原性が高い3種の菌，*Porphyromonas gingivalis*，*Tannerella forsythia*，*Treponema denticola* が"レッドコンプレックス"として広く歯科衛生士の間にも知られるようになり（図6），かつて歯周病原因菌と考えられた *Actinobacillus actinomycetemcomintans* は，歯周病関連菌と位置づけられるようになりました．天野敦雄先生の書籍『あなたの知識は最新ですか？　歯科衛生士のための21世紀のペリオドントロジーダイジェスト』（クインテッセンス出版）[4]によると，この3種の菌の中でも特に *Porphyromonas gingivalis*（P.g菌）の病原性が高いとされる一方，誰の口腔にも存在する常在菌であり，細菌とヒトとの共生関係が崩れたときに歯周病が発症することがわかってきています（図7）．このような常在細菌叢は「マイクロバイオーム」といわれ，ヒトの健康と全身の常在微生物との関係について研究が進められています（図8）．

10年前　2010年代頃

≪歯周病の発症に関連する「マイクロバイオーム」≫
⇒細菌とヒトとの共生関係が崩れたときに歯周病が発症すると言われている

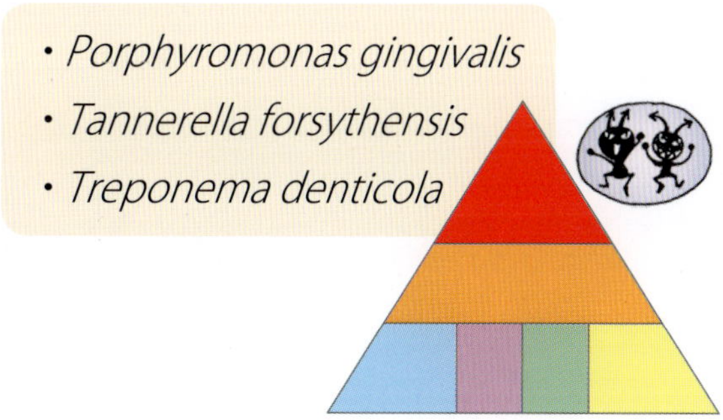

- *Porphyromonas gingivalis*
- *Tannerella forsythensis*
- *Treponema denticola*

図6　レッドコンプレックス
3種の菌は互いの栄養共生関係（栄養を互いに補い共生すること）によって病原性を高め，歯周組織を破壊する

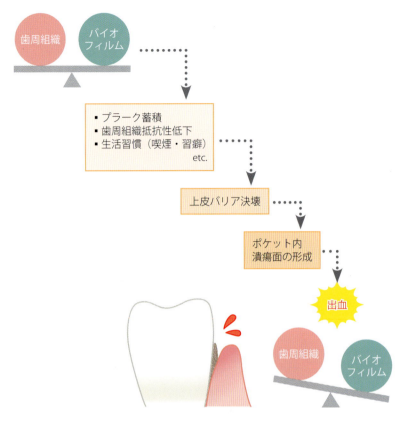

図7　歯周病の発症ステップ
（文献4を参考に作成）

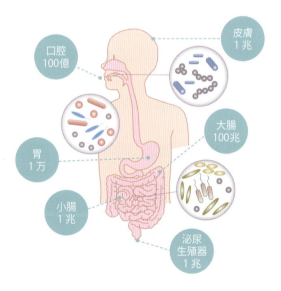

図8　ヒトの常在細菌叢（マイクロバイオーム）
（文献4を参考に作成）

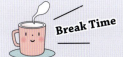 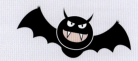

*P.gingivalis*は吸血鬼？！

　誰の口腔にもいる*P.g*菌について，知っておきましょう．
　*P.g*菌の感染経路ははっきりとわかっていませんが唾液感染が考えられています．当然，歯科衛生士の皆さんは，キスする前には相手にプロービングを行っていますね（笑）もちろん，食事のときは，他人の唾液のついたお箸を使っていませんよね．
　*P.g*菌は，常在菌であり多くのヒトの口腔に存在していますが，感染しても必ず歯周病を発症するとは限りません．つまり，プラークコントロールや正しい生活習慣で発症を「予防」できるのです．
　この*P.g*菌は，ヒトの血液を摂取してパワーアップする「吸血鬼」のような菌であることがわかっています．炎症が起きて出血するのをひたすら待っているなんて……恐ろしいですね．

　*P.g*菌は，血液のヘモグロビンからヘミン鉄を摂取して病原性を高めると考えられていることから，歯肉からの出血がさらに炎症を助長するものであることを患者さんに伝え，口腔ケアへの関心を図るようになりました．
　さらに歯周病進行の危険因子として，肥満，喫煙，飲酒などが挙げられ，ストレスによって免疫系が影響されることから，生活習慣の影響がクローズアップされるようになっています．私たち歯科衛生士は，健康な口腔を獲得するためには生活習慣を見直すことも大切であることを患者さんに提案する重要な役割を担うことになります．そのためには，以前にも増して，歯周病と全身とのかかわりを理解する必要性を実感しています．

　このように病因論の変化により，私たちの施術や物事の捉え方も変わり，患者さんへの声がけも変化しています．歯科衛生士として，これまでの考え方の変遷や背景をおさらいし，最新の病因論を理解しておくことで，自分の歯周治療にも自信がもてるようになるでしょう．

Column 口臭を知ろう

口臭の主な原因

口臭の主な原因は細菌が発生させる揮発性硫黄化合物（VSC，Volatile Sulfer Compounds）です（**図**）．60％は舌苔より産生されます．揮発性硫黄化合物の存在できる環境 pH はアルカリ性で，酸性下では産生されません．口腔以外の口臭の原因（**表**）にも気を配りたいものです．

図　揮発性硫黄化合物

■ メチルメルカプタン
▶ 野菜が腐ったにおい
◉ 歯周病原細菌から産生／歯周病由来

■ 硫化水素
▶ 卵が腐ったにおい
◉ 舌苔から産生／起床後などに検出される口臭原因物質／生理的口臭

■ ジメチルサルファイド
▶ 生ごみのにおい
◉ 歯周病・肝臓疾患などの全身疾患由来

■：成分
▶：におい
◉：由来・内容

表　口腔以外の口臭の原因

原　因	におい
呼吸器系（肺癌・肺膿瘍・肺結核・気管支拡張症） 消化器系（胃癌・食道炎） 耳鼻咽喉系（副鼻腔炎・副鼻腔癌・扁桃炎・咽頭膿瘍・咽頭癌）	壊疽臭（え そしゅう） （卵・肉・タンパク質の腐ったようなにおい）
気管支・肺のカンジダ感染	甘いにおい
糖尿病	アセトン臭
肝機能障害（肝硬変・肝臓癌）	アンモニア臭
腎機能障害（トリメチルアミン尿症）	魚臭

メチルメルカプタンの恐怖　臭いだけじゃない！

　揮発性硫黄化合物は強力な臭いを発揮します．悪臭物質としても悪名高いですが，それだけでなく毒性にも目を向けましょう．特にメチルメルカプタンは強い毒性があり，歯周組織の破壊やコラーゲンの合成を阻害する増悪因子でもあります．この強い毒性は，青酸ガスに匹敵します．

　メチルメルカプタンは歯周ポケットからの滲出液中で増加することが知られています．つまり，歯周病が重症化すると増えていくのです．口臭の抑制が歯周病の進行を抑えるといっても過言ではありません

！プロの知恵

患者さんは自身の口臭に気づいてる？　気づいていない？　異常に気にしている？

　患者さんのなかには口臭があるのに気づいていない方や，口臭がないのに異常に気にする方がいます．口臭がないのに気にする方は，心因性である仮性口臭症（自臭症）や口臭恐怖症の可能性があり，専門家の治療が必要な場合があります．

　一方，口臭があるのに気づいていない方もいます．この場合，本人にお知らせするか悩むところですね．筆者は，お手入れ（舌苔の除去）と歯周病の治療によって口臭をなくすことができることともに，患者さんに伝えています．お伝えすることで，歯周治療のモチベーションが維持でき，プラークコントロールにも意欲的になっていただけます．

　「気づいていらっしゃると思いますが……」と"すでに口臭に気づいていた""どうすればよいか悩んでいた"ことを前提とした声がけをし，治療やお手入れの方法について詳しく説明します．

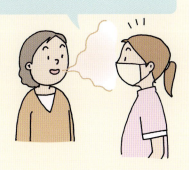

第 2 章

SRPを極めよう！

歯科衛生士の手腕が試されるSRP，あなたは完璧にできていますか？　本章では，超音波スケーラーを中心に，SRPのコツをお伝えします！

第2章 SRPを極めよう！

上手なSRPとは？

　歯科衛生士ならば，誰もが上手になりたいと思うSRP（Scaling and Root Planing），あなたは自信がありますか？

　この30年ほどの間にSRPの施術についての考え方はずいぶん変化しました．筆者が歯科衛生士になったばかりの約40年前はハンドスケーリングが主流でした．多量に付着した硬い歯石を，ハンドスケーラーで一生懸命除去したものです．

　しかし，いまは違います．超音波スケーラーの性能が向上し，筆者の臨床現場では約80％が超音波スケーラーによるパワースケーリングになりました．大きな硬い歯石を，懸命に力を入れてハンドスケーラーで除去することは少なくなりました．

　「楽になったなぁ」と思います．術者が楽なら，患者さんにとっても楽でリラックスした施術になります．「痛くてもう二度と体験したくない」というスケーリングのトラウマはなくなることでしょう．

超音波スケーラーについておさらいしよう！

　超音波スケーラーにはマグネット（磁歪）式とピエゾ（電歪）式の2種類の発振方式があります．

🍎 マグネット式発振方式（図1）

・チップと振動体（磁歪）が一体化しておりインサートチップの側面から発振する
・運動様式＝楕円運動

🍎 ピエゾ式発振方式（図2）

・ハンドピース内部に発生する高周波電力で動作する
・超音波振動子が備えられており，先端部に適切なチップを選択して取り付けて使用

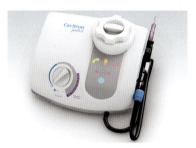

図1 マグネット式超音波スケーラー キャビトロンジェットプラス（デンツプライ三金）
歯肉縁下用，メインテナンス用，インプラント用に種々の安全性が高いインサートチップが開発されている

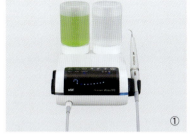

図2 ピエゾ式超音波スケーラー
①バリオス970（ナカニシ），②ソルフィーF（モリタ）
多種多様なチップが開発されており，目的に応じたチップを選択し動作モードやパワーをコントロールしながら使用する

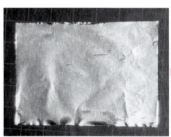 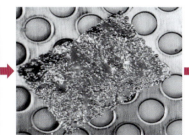 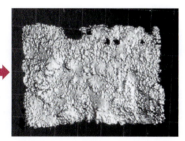

図3 超音波スケーラーのキャビテーション作用
アルミホイルを超音波洗浄器に入れ10分間作用させるとキャビテーションによって穴が空きデコボコになる

・運動様式＝往復直線運動

 キャビテーションって，どんな作用？

　超音波スケーラーのキャビテーション（cavitation/空洞化作用）は，液体の流れの中における圧力差によって短時間に泡の発生と消滅が起きる物理現象です．

　図3のアルミホイルを超音波洗浄器に入れて作動させた変化が示すように，超音波スケーラーはキャビテーションによる強い破壊力でバイオフォルムを取り除きます．

 エアースケーラーと超音波スケーラーの違い

①超音波スケーラー（ピエゾ式）

・18,000〜50,000回/秒の微振動
・注水が必要（キャビテーションの発生と振動熱の冷却のため）

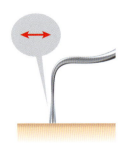
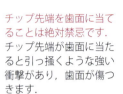
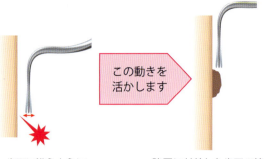

チップ先端を歯面に当てることは絶対禁忌です．チップ先端が歯面に当たると引っ掻くような強い衝撃があり，歯面が傷つきます．

歯面に沿うように当てると叩くような衝撃があります．

強固に付着した歯石の塊にチップ先端を当て，トントンと突くようにすると歯石がポコッと簡単に剝がれることがあります．

突いても除去できない場合や板状の歯石には，チップのやや側面を当てて叩くようにするとすこしずつ歯石が薄くなり剝がれます．

図4　超音波スケーラー（ピエゾ式）の操作のポイント

・振動様式＝往復直線運動

②エアースケーラー

・2,000～6,000回/秒の振動
・空気圧で振動
・ハンドピースをタービン用コネクターに装着して使用
・ペースメーカー装着患者でも使用できる

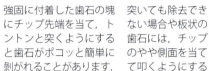

エアースケーラーには小さなブラシが装着でき，回転式エンジンのブラシよりもはるかに繊細な除去効果が期待できます．

🍎 ペースメーカーを装着している患者さんには使用禁忌？[1]

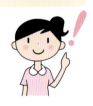

　医療の発展により，ペースメーカーを装着して日常生活をおくる方も多く，歯科衛生士もペースメーカーについて理解しておく必要があります．

　ペースメーカーは心臓の徐脈性不整脈を監視して，異常を補整する装置です．本体と心臓の電気信号を感知し，電気刺激を伝えるためのリードと呼ばれる電線で構成されており，鎖骨下や腹部に植え込まれた本体に接続されたリードを介して心臓の電気信号を24時間監視しつづけ，患者さんの心臓リズムを整える必要がある場合には，本体から電気刺激を送って補整を行います．

　ペースメーカーの作動に影響するのは「電磁波」であり，歯科医療機器の動作に影響を与える可能性があります．ここでは，実際のペースメー

> **プロの知恵**
>
> **キャビテーションの効果**
>
> 超音波スケーラーを使用すると，キャビテーションと水流により，バイオフィルムが破壊されます．ハンドスケーリング後は歯根面から剥がれたバイオフィルムの細菌が歯周ポケット内に浮遊しているため，必ず超音波スケーラーを用いてポケット内の浮遊細菌を除去しましょう！

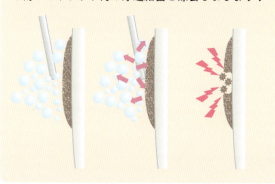

カーへの影響について考察しましょう．

●電気的根管長測定器

身体に電流を流すためペースメーカー装着患者には使用禁忌となっていますが，実際には口角部と根管部に電流を流して抵抗を測定する装置であり，電流はペースメーカーから離れた口腔内に限定されるため，影響はないと考えられます．ペースメーカー装着患者に使用する場合には，心電図をモニタリングしながら使用しましょう．

●超音波スケーラー

機器の添付文書にはペースメーカー患者には使用禁忌となっていますが，身体に伝わる振動の出力と使用場所を考えると実際に影響することは少ないと考えられます．

●電気歯髄診断器

対極クリップと関電極の間に電流を流し，誘発させた痛みによって歯髄の生死を判断します．身体に電流を流すのでペースメーカー患者への使用は基本的に禁忌となっていますが，電流の流れる範囲が口腔内に限られるので，実際にはペースメーカーへの影響は少ないと考えられます．

●フッ素イオン導入器

　手に持った電極と歯面との間で電流を流すため，ペースメーカー患者には絶対禁忌です．

●研磨用ハンドピースのマイクロモータおよびエアータービン

　ペースメーカーに影響しません．

●可視光線照射器

　機器の電源部から電磁波が出ているため，装着したペースメーカーから機器本体を30cm以上離して使用しましょう（装着部位が腹部か鎖骨下かによって違いがあります）．

●歯科用レーザー装置

　機器の電源部から電磁波が出るため，装着したペースメーカーから機器本体を30cm以上離して使用しましょう．

> **プロの知恵**
>
> ペースメーカー装着者に対しては，体調管理を行いながら適切に超音波スケーラーを使用しましょう！
>
> ✓ モニターを用いて管理しながら施術します．
> ✓ 心配ならば，担当の医師に確認します．
> ✓ 「フッ素イオン導入器」の使用は禁忌．
> ✓ 「可視光線照射器」「歯科用レーザー装置」はペースメーカーから機器本体を30cm以上離して使用します．

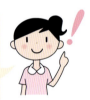

超音波スケーラーを安全に，効果的に使おう！

　あらゆる歯科医療機器を「正しく使用すること」の大切さについてはいうまでもありません．誤った使い方をすれば，回避できないダメージを与えてしまう可能性があります．超音波スケーラーにおいては，歯質や歯周組織を傷つけたり，気腫を引き起こしたり，患者さんに身体的・心理的な悪影響を与えてしまうこともあります．そのようなことがないよう，**歯と歯周組織の構造や機能を十分に理解すると同時に，使用機器を熟知し，トレーニングをつんだうえで使用しましょう．**

超音波スケーラーを使用する際に重要となるポイントを**右**にまとめました.

ここからは筆者が使用し,シェアの多くを占めるピエゾ式の超音波スケーラーについて,臨床的なポイントを述べていきます.

> **POINT**
> ・適したチップの選択
> ・適したパワーの選択
> ・適切なチップの当て方
> ・適切な歯面への接触のさせ方
> ・適切なストローク

 チップの動きを知ろう

ピエゾ式超音波スケーラーのチップの動きは"往復直線運動"です.その動きを理解して安全で効率的なスケーリングを心がけましょう(**図4**).

 消耗したチップはシャープニングできるのか?

超音波スケーラーのチップはシャープニングできません.

チップが消耗して短くなると作業効率が低下します.「以前より歯石が取れない」と感じたら,付属のチップカードを使用して消耗度を調べてみてください(**図5**).1 mmの消耗で25%,2 mmで50%作業効率が低下します.

チップはとても精密なコンピュータープログラムでμ単位の設計がされており,数μの変形が歯質を傷つける可能性があります.ハンドピースに装着した状態で落下させて変形したチップをプライヤーなどで修復したり,作業効率が低下したものをシャープニングしたりするのはとても危険です.チップの消耗によりもっともパワーの強いチップ先端が摩耗しパワーの弱い部分となってしまうためであり(**図6**),シャープニングによって作業効率を復元させることはできません.

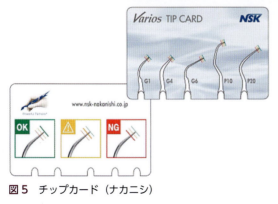

図5 チップカード(ナカニシ)

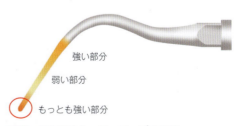

図6 超音波スケーラーチップの先端

適したチップを選択しよう

超音波スケーラーのメーカー各社は，使用する目的や部位を考慮した多種多様なチップが用意しています．チップのそれぞれの特徴を理解し，適切なチップを選択します（**表1，2**）．

表1 断面形態ごとの特徴

断面形態	特徴	チップ例（バリオス970の場合）
角張った楕円形に近い長方形型	・除去効果が高い ・角を当てると，破砕効果が大きく強固な歯石を破砕し，面を当てると，効率的に広範囲を除去できる	G1　G6
かまぼこ型	・除去効果・安全性が高い ・角を当てると破砕効果が大きく，強固な歯石を破砕する．カーブは安全性が高く周囲組織を傷つけない	G8
丸型	・歯面への安全性が高い ・比較的軟らかい歯石除去に適しており，強固な歯石の除去には適さない	P20
エッジ型（切縁型）	・除去効果が特に高い ・非常に強固な歯石を破砕する効果が高い反面，歯質や周囲組織を傷つけやすく，知覚過敏・疼痛の原因にならないよう使用には細心の注意が必要	P10

表2 表面加工・材質ごとの特徴

表面加工・材質	特徴	チップ例（バリオス970の場合）
鏡面加工	・安全性が高く，もっとも基本的な表面加工	G1
ダイヤモンド加工	・除去効率が高く，歯根面をスムーズにしやすい ・ダイヤモンド粒子によって除去効果が高いが，大きく強固な歯石除去には適切ではない．細い曲線を有している場合，根分岐部への操作性に優れ，歯根が近接している（ルートプロキシミティ）場合や臼歯隣接面にも使用しやすい	P2D・P3D
プラスチック製	・もっとも安全性が高い ・プラスチック（特殊樹脂）製のため，歯質や補綴・修復物を傷つけることなく，歯面や修復マージン部周辺のバイオフィルム破壊が可能	V-P10

機器購入時にはスターターキットとして基本的なチップがセットされていますが，それ以外にもさまざまに工夫されたチップが開発されています．適切なチップを使用することで，ダメージを与えず安全に的確な施術ができます．

🍎 適したパワーを選択しよう

どのメーカーの超音波スケーラーにもチップごとに許容できるパワーが示されています．許容を超えた場合，歯質や歯周組織を傷つけるだけではなく，チップやハンドピースの損傷を招く場合があります．

🍎 チップの当て方と歯面への接触のさせ方

チップと歯面の角度を15°以内に保ちながらストロークします．角度が開くほど歯面に傷がつきやすくなります（図7）．

歯面への接触はフェザータッチで行います．力を抜いて軽く触れるように，患者さんに痛みを感じさせないよう注意して施術しましょう．

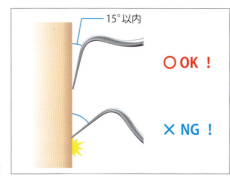

図7　超音波スケーラーのチップの角度

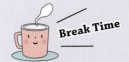 **超音波スケーラー操作の練習方法**

ウズラの卵の殻の厚みや硬さはセメント質に似ています．殻を傷つけないように表面の模様を除去してみましょう．チップの角度や接触のさせ方，ストロークなどを体感できます．操作を誤ると，殻を傷つけたり穴をあけてしまいます．

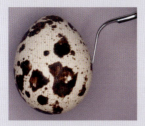
チップを正しく接触させる

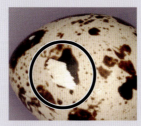
○模様が除去できた

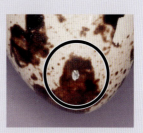
×穴があいてしまった

🍎 ストロークをマスターしよう

　歯石の塊にはキーボードをたたくようにトン・トンと「タッピングストローク」（図8）を行います．
　この際に，付着組織や歯質を剥がさないように細心の注意が必須です．
　歯石が剥がれない場合や板状に付着した歯石の除去，ルートプレーニングや歯面のバイオフィルムを破壊する場合などには，ほうきで掃くような「スウィーピングストローク」（図9），隣接部や根分岐部などに用いるカーブした形態のチップなどでは上部に引き上げるような「プルストローク」（図10）を行います．

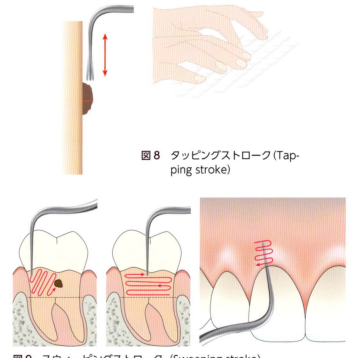

図8　タッピングストローク（Tapping stroke）

図9　スウィーピングストローク（Sweeping stroke）

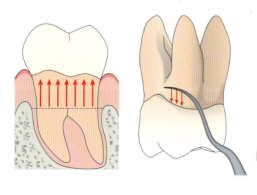

図10　プルストローク（Pull stroke）

SRP中の痛みを回避する工夫

🍎 「痛い」という言葉を使わない

患者さんは「痛い」という言葉から痛みを想像してしまいます．

例えば，「痛かったら手をあげてください」と伝えられた患者さんは，「いまから痛みを与えられるんだ」と身がまえてしまいます．そして，どのタイミングで手をあげればいいかそのタイミングを図り，「結局痛いと訴えられなかった」ということが多いようです．

たとえ，患者さんの顔にタオルをかけていて表情がわからなくても，患者さんの痛みを敏感にキャッチしましょう．

患者さんが痛みを感じた際には，口唇や首，肩などどこかに緊張が走ります．そのシグナルを即座にキャッチしてください．そのとき，「痛いですか？」とは確認しません．聞かなくても痛みのわかるプロでいましょう！

🍎 施術前に必要な時間を患者さんにお伝えしましょう

「今から7分間，器械を使って歯石を取ります」などと，具体的な施術時間を知らされた患者さんは安心します．

術者がおおよその時間を想定しますが，「5分」「10分」などよりも「7分」「8分」「11分」など具体的な数字の方がより信頼が高まるようです．

どのくらいの歯石の付着量であれば，何を使い，どのくらいの時間で除去できるか．自分の仕事の力量を把握することが大事になります．自身の力量は体験から学んでいきましょう．

🍎 "アメンボ戦法"で痛みから気を逸らそう

アメンボの動きのようにランダムに施術部位を変えて，痛みから気を逸らせましょう．部位を順序通りに施術すると，患者さんは「次はここをやるんだな……」と痛みを追うようになり，よけいに痛みを感じやすくなります．患者さんの痛みをキャッ

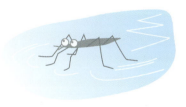

チしたら，すぐに離れた部位に移りましょう．まるでアメンボが水辺をスイスイとランダムに移動するようなイメージです．最終的に，施術残しがないように考慮することが重要です．

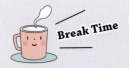 **施術後には成果を報告しよう！**

　術者を信頼していると患者さんは痛みを感じにくいものです．自信と余裕をもって"がっちり"患者さんの心を掴んでおきましょう．

　そして，施術後には「○○％除去できましたよ」と成果を報告します．患者さんには，どれくらい歯石が除去できたかわかりません．術者が報告することで「あとどれくらい歯石が残っているのか」を患者さんはイメージすることができます．モチベーションの維持に役立ちますので，おおよその見当をつけて伝えましょう．信頼度もアップしますよ！

Break Time　同じチップをパワーダウンさせて安全に使う方法

　患者さんの口腔内はさまざまです．歯周ポケットが深く，強固な縁下歯石が多量に付着している歯には，チップ断面が角張ったチップ（ナカニシ・バリオス970の場合 G-6）を強いパワー（同 G モード 5）で除去します．その後，同じ口腔内の歯周ポケットが浅く少量の縁上歯石が付着する歯に同じチップを用いて弱いパワー（同 E モード 3）に設定して使用します．同じチップを用いてパワーダウンすることで安全性の高い施術ができます．また，チップを交換する手間も省け，施術が効率化できます．

患者さんの痛みを回避する方法

　患者さんがスケーリングの痛みや不快感にネガティブな感情をもっている場合があります．本文でも述べましたが，まずは，適切なチップとパワーを選択し，歯面とチップの角度を15°以内に保ちながらフェザータッチでリズミカル・スピーディーに施術を行いましょう．それでも患者さんが痛みを感じているようでしたら，パワーダウンしたり，施術部位を変更しましょう．

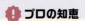 **プロの知恵**

信頼関係を構築したうえで，自信をもって施術しましょう！

Column メインテナンスで気づく！ 胃酸の口腔内への影響

胃酸過多，胃食道逆流症，胃下垂

　胃酸過多，胃食道逆流症，胃下垂はいずれも胃の分泌液や水分が口腔内に逆流することにより酸蝕や齲蝕の多発を招きます．胃もたれやむかつき，酸味感などの自覚症状がないことも多く，患者さん本人が気づいていない場合もあります．

プラークコントロールができているのに齲蝕？

　プラークコントロールができているにもかかわらず，齲蝕が多発している患者さんの場合，胃酸の影響を考えます．このような患者さんでは，齲蝕多発の原因がプラークコントロール不足によるものだと診断され，ブラッシング指導そのものにストレスを感じている場合もあります．

　胃酸過多や胃食道逆流症の患者さんではげっぷが出やすく，起床時などに口腔内に酸味を感じることがあります．胃下垂の人の多くはやせ型で，食後に下腹部に膨らみを感じますので，そのような傾向があるかどうか質問をすることで可能性に気づくことがあります．このような患者さんには胃腸科の受診や生活習慣の見直しを勧めることも必要でしょう．

表　胃酸過多，胃食道逆流の方への生活習慣のアドバイス

- 就寝2～3時間前に飲食を済ませる（胃での消化を終わらせる）
- 油分の多い食品やアルコールの摂取を控える（消化に時間がかかる，噴門機能が低下する）
- 腹圧の上がることを避ける（締め付けの強い衣服，お腹に力を入れる動作は胃液の逆流を招く）
- 就寝時は頭を高くする（枕などで上体を起こした姿勢にする）

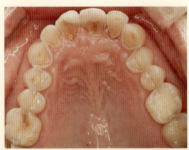
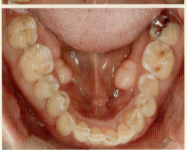

図　逆流性食道炎の61歳，男性の口腔内
53歳時に逆流性食道炎と診断された．全歯が酸蝕となっている

第3章

"歯面清掃器"を知っていますか？

近年，各メーカーから新商品が出ている歯面清掃器．どのようなものか興味はありませんか？　本稿では歯面清掃器の効果的な使い方と注意点について解説します．

第3章 "歯面清掃器"を知っていますか？

歯面清掃器＝エアアブレージョンとは？

　ステインやバイオフィルム除去に最適な歯面清掃器（**表**）ですが，この器機に馴染みはあるでしょうか．この**歯面清掃器は，研磨剤（パウダー）を歯面に吹きつけることでこれらを除去する器機で，海外では「エアアブレージョン」ともよばれています**（**図1**）．

　「歯面清掃器」が一般名称のため，パウダーを噴射するイメージと結びつきにくいかもしれません．"パウダークリーナー"や"パウダージェット"のような名称だったらイメージがつきやすいでしょうか…？

歯面清掃器の効果的な使用法

①**ステインの除去**
　喫煙者の歯面によくみられる強固な粘着性のある沈着物（ヤニ）や，コーヒーなどの食品に含まれるタンニンによる着色を除去します．

②**微細部の清掃**
　歯間隣接部や裂溝，切歯の口蓋面のシャベル型のへこみ，歯列不正などにより細部へのアクセスが困難な部位の清掃に最適です．また，エナメル質や象牙質表面のミクロの凹凸，複雑な設計の補綴・修復歯や矯正治療中のブラケット周辺の清掃にも効果的です．

③**バイオフィルムの破壊・除去（図2）**
　歯肉縁上・縁下ポケット内，複雑な根分岐部，インプラント体周囲の清掃にも適しています．

④**補綴・修復治療，矯正装置装着前の処置**
　補綴・修復治療や矯正装置装着前の歯面清掃での使用にも効果があります．

⑤**短時間でのバイオフィルム除去効果**
　1歯につき4～5秒で十分に効果を発揮しますので，短時間での清掃が可能です．

表　各社の歯面清掃器
それぞれ専用のパウダーを噴射し歯面のステインなどを除去します

名称 (メーカー)	画　像	パウダー製品名 (主成分/平均粒径)	特　徴
プロフィー メイト neo (ナカニシ)		フラッシュパール (炭酸カルシウム/54μm)	歯冠部に使用可
ペリオメイト (ナカニシ)		ペリオメイトパウダー (グリシン/25μm)	■歯肉縁下に使用可 ■プロフィーメイト neo 　の約70％のパワー
ハンディ ジェット (モリタ)		①ハンディジェット 　パウダー　ミント 　(炭酸水素ナトリウム/65μm) ②ハンディジェット 　パウダー　リコール 　(グリシン/65μm) ③ハンディジェット 　パウダー PMTC 　(グリシン/25μm)	ノズルが360度回転する
クイック ジェット M (ヨシダ)		①Qパウダー 　(炭酸水素ナトリウム/44μm) ②Qパウダーファイン 　(グリシン/65μm) ③Qパウダーエクストラファ 　イン 　(グリシン/25μm)	ノズルが360度回転する
エアフロー マスター (松風)		①エアフローマスター 　レモン 　(炭酸水素ナトリウム/65μm) ②エアフローマスター 　ソフト 　(グリシン/65μm) ③エアフローマスター 　ペリオ 　(グリシン/25μm)	■歯冠部と歯肉縁下に使用 　する2本のハンドピース 　を装備し，それに応じた 　2種のパウダーボトルを 　装着 ■ペリオフローハンドピー 　ス使用時は自動的にパ 　ワーダウンする

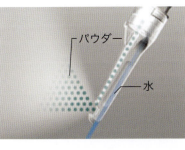

図1　水とパウダーの噴射（ナカニシ／ペリオメイト）

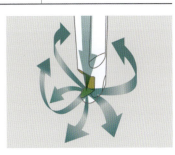

図2　ポケット内で水流とパウダーが渦巻き様に作用する

第3章　"歯面清掃器"を知っていますか？

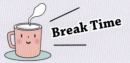 **Break Time**　歯面清掃器は
"短時間" "楽" "きれい" "気持ちいい"！

歯面清掃器の効果を体験してみましょう！

　患者さんにとって，口を大きく開けたまま，長時間がまんを強いられるのはとてもつらいことですよね．あっという間にきれいに気持ちよくなれば，メインテナンスのモチベーションを維持できると思いませんか？

歯面清掃器ってスバラシイ！
短時間だからラク！
なのに，キレイになって，気持ちイイなんて♪♪

正しく理解すれば為害作用は怖くない！

　歯面清掃器は，「歯面に傷がつきやすい」「皮下気腫を起こす」といったネガティブなイメージがあり，使用をためらう歯科衛生士が多い印象があります．

　超音波スケーラーやハンドスケーラーなど，どのような器機・器具においても，使い方を誤れば歯質を傷つけたり周囲の組織を損傷します．しかし，製品について熟知し，正しく使用すれば，短時間で効率のよい結果を得ることができます．また，近年はタバコのタールや飲食物のステインの除去だけではなく，インプラント体周囲や歯周ポケット内のバイオフィルム除去に効果的な製品とパウダーも開発されています．これらは，ハンドピース先端に専用のノズルチップを装着して使用し，特に複雑な形態の根分岐部には効果的です．

　また，全顎に使うものだという認識があるようですが，必要なところだけに使用することも可能です．

　噴射による口腔内細菌の拡散を最少にするため，口腔外バキュームを使用しましょう．

学びを深める！　ステインを知ろう！

ステイン付着のメカニズム

　歯の表面を覆うペリクルに含まれるタンパク質に，食品や飲料，うがい薬などの色素物質，カルシウム，金属イオンなどが化学反応を起こしてステインとなります．

ステインの種類

　コーヒーやお茶類，赤ワイン，カレーやキムチなどの香辛料，ベリー類や緑黄色野菜などの食品に含まれる色素があげられます．

　近年話題になっているポリフェノール，タンニン，アントシアニン，カテキン，リコピンなどのファイトケミカル（第7栄養素）の多くは，色素沈着の原因となる色素成分を含んでいます．また，ミネラルの亜鉛，鉄，ヨウ素，マンガンなどや，食品やうがい薬などに含有された着色料も着色の原因とされています．

　タバコのタールはステイン物質としてよく知られていますね．樹脂であるタールは，こびりつくように付着するため，除去が大変困難です．

プロの知恵
唾液分泌の減少や口呼吸などによって口腔内が乾燥すると着色しやすくなります．口腔乾燥には要注意です！

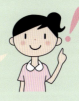

安全な使用方法―歯冠部（図3）

①歯冠部への使用はノズルの角度に気をつけましょう（図4）
・皮下気腫を予防するため，辺縁歯肉にノズル先端を向けないようにします．

②噴射は瞬間的に行いましょう
・同じ部位に集中して噴射させてはいけません．

③歯肉や粘膜・口唇の保護を確実に行いましょう
・噴射先の歯肉や頬粘膜，口唇をガーゼなどで覆います．
・口唇にはワセリンを塗り乾燥を予防します．
・口腔内バキュームで噴射を受け止める要領で操作します．

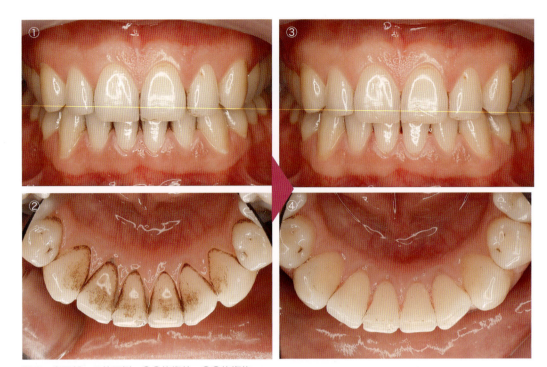

図3 歯冠部への使用例　①②施術前，③④施術後
歯間部，舌側にこびりついていたステインが除去された．通常，隣接面のステイン除去には研磨用ストリップスなどを使用する必要があり，時間がかかってしまうが歯面清掃器では短時間で除去できる

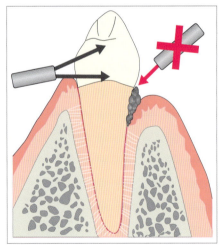

図4 歯冠部でのノズル先端の角度
皮下気腫予防のために辺縁歯肉にノズルを向けないよう注意する

④飛散を予防しましょう
・術者はゴーグルやマスクを使用します．
・口腔外バキュームを使用して空気中への飛散も予防します．

⑤専用のパウダーを目的に応じて使用しましょう
・各メーカーの専用のパウダーを使用目的に応じて選択します．
・異なるメーカーのパウダーを使用した場合，機器の故障を招くことがあります．

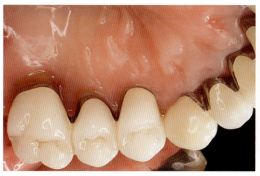
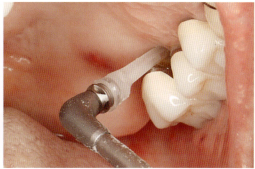

図5 歯肉縁下根分岐部への使用
根分岐部の状態をX線写真やCTで確認しながら施術する

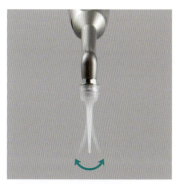

図6 正しいチップを使用する
歯肉縁下専用の柔軟なノズルチップ
（ペリオメイト／ナカニシ）

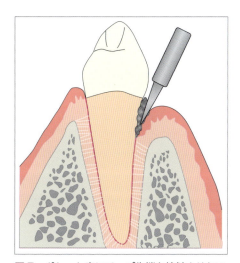

図7 ポケット底にチップ先端を接触させない

安全な使用方法—歯肉縁下（図5）

①歯肉縁下では専用のノズルチップを用いましょう（図6）
　・歯周ポケットやインプラント体周囲には，必ず専用のノズルチップで操作します．

②専用のパウダーを使用しましょう
　・粒子の細かなグリシン（アミノ酸）パウダーを使用します．

③瞬間的に使用しましょう
　・瞬間的な噴射で十分な効果があります．
　・長時間の使用や何度も噴射しないように注意します．

④ポケット底をチップ先端で傷つけないようにしましょう（図7）
　・ポケット底からチップ先端を少し離して操作します．

第4章

口腔と全身との関係について理解を深めよう！

歯科衛生士として，口腔と全身との関係を理解しておくことは，いまや不可欠です．ここでは，特に口腔と関連の深い疾患と臨床上の注意点，歯科衛生士として患者さんに伝えたいアドバイスをまとめました．

第4章 口腔と全身との関係についての理解を深めよう！

はじめに〜体験から学ぶこと

　本章では全身と口腔との関係について解説していきますが，その前にある患者さんの話をさせてください．

　72歳，男性．受診目的は「滑舌をよくしたい」で，東京オリンピックに向けて外国人に東京を案内するボランティアに応募するために英語を学びはじめたところ，教師から滑舌の悪さを指摘されて来院したとのことでした．高血圧症の既往があり，降圧薬を服用していました．

　初診時に口腔内を見た私はショックを受けました（**図1**）．上顎左側臼歯部にインプラントが埋入されていますが上部構造がなく，反対側にはインプラント上に義歯が装着されているものの清掃性の悪い設計になっていました．何よりもセルフケアの状態が悪く，歯周病が進行していました．全身疾患を有する患者さんにとってこのような口腔の状況はさらに重篤な疾患へのリスクにつながりかねません．私は，歯周病と高血圧症，動脈硬化などが関連が示唆されていることなどを説明しましたが，食事や運動に気をつけるなど健康寿命を意識した生活をしているという自負があるようで，口腔内については危機感をもっていらっしゃらないようでした．

　あるとき，約3カ月ぶりに来院されて開口一番「大変な目にあいました」とおっしゃいます．フィリピンに短期語学留学をされて，激しい下痢と脱水症状から現地で入院・加療を受けたとのこと．すこし痩せられたように見受けられましたが，顔色もよく，特に目立った変化は感じられません．ところが，口腔内はプラークが厚く層をなし，舌も舌苔で覆われ，義歯を外しただけでインプラント部から出血してくるという状況でした．脳裏には，口腔の炎症による菌血症や敗血症の危険性，脳血管障害や心疾患のリスクなど，最悪の事態がよぎりました．

　私は現状を理解してもらおうと，思わず強い調子で入院・加療の内容や使用した薬，高血圧症の対応が行われていたのかなどを伺いましたが，「素人の私にはわかりません」の一点張り．とにかく全体に浮腫や発赤がある歯肉をソニックブラシを用いてケアし，タフトブラシの使用を再度指導，

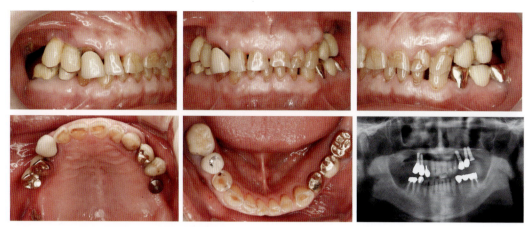

図1　72歳，男性の患者さん．初診時の口腔内
上顎左側臼歯部にインプラントが埋入されているものの上部構造がなく，反対側にはインプラント上に義歯が装着されているが清掃性の悪い設計になっている．前歯に著しい咬耗がみられる

1週間後の受診を勧めました．よほど私の対応がきつく感じたのでしょう．受付でも「あの人は厳しすぎる」と愚痴をこぼしながら帰られました．

そしてその3日後，訃報の連絡が入ったのです．死因は「虚血性心疾患」でした．私の心配は的中してしまいました．

口腔と全身との関連

もちろん，このケースでは，口腔内の状態が虚血性心疾患に結びついたという直接の証拠はありません．しかしながら，近年，口腔中のバイオフィルム中の細菌が歯周局所から血流中に入り，菌血症や敗血症などの一因となったり，歯周病細菌の毒素や酵素などが臓器細胞に障害を与え，免疫応答を介してさまざまな全身疾患を誘発するといわれています．このような歯周病と全身疾患との関連性を研究・解明する学問を「**ペリオドンタルメディスン（歯周医学）**」といい，歯周病と糖尿病，心疾患，脳血管疾患，早産・低体重児出産などとの関連が示されています．

それではこの患者さんの身体の中では何が起こっていたのでしょうか？

私たちが口腔と全身との関連を理解するためには，まずは血液の役割や感染のしくみなどの「身体のしくみ」を熟知する必要があります．

血液について理解しよう

血液は，全身を循環し，個々の細胞に酸素と必要な栄養素やホルモンなどを届けます．そして，身体の外から侵入してくる異物や代謝によって生じた老廃物を体外へ排除したり，体内の環境を一定に保ち恒常性を維持したりするなど，多様で重要な役割を担っています（**図2**）．

血液の特徴
- 量：体重の約8％
- pH：pH7.35〜7.45（弱アルカリ性）
- 色：鮮紅色（動脈血），暗赤色（静脈血）

血液のはたらき
① 運搬作用
　ガス（酸素，二酸化炭素），栄養素（グルコース，アミノ酸など），老廃物，イオン，ホルモン，ビタミン，熱などを運ぶ
② 身体の保護
　体外より入ってきた細菌や毒素，体内の異物を処理する．
③ 止血作用
　出血などの際に過剰な血液が損失しないように血液を凝固させる．
④ 内部環境の恒常性維持
　体液の浸透圧やpHを調節する．

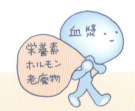

● 血漿
- 水分：約91％
- アルブミン，グロブリン，血液凝固因子などのタンパク質：約9％
　（この他に無機塩類，糖質，脂質を含む）

働き
- 血漿内には100種類もの物質が溶け込み，身体のあらゆるところに運ばれている
- 酸素をはじめ，ブドウ糖やアミノ酸，タンパク質などの栄養素やホルモン，代謝によって生じた炭酸ガスなどの老廃物など，水に溶ける物質はすべて運ぶ
- ほとんどの血漿タンパク質は肝臓で生成される．そのため，肝臓の機能が障害されると血漿タンパク質の生成も障害を受ける

血漿タンパク質
- アルブミン…血液の浸透圧維持や物質の運搬に大きな役割を果たす
　減少により膠質浸透圧が低下すると浮腫が症状として現れることがある
- 免疫グロブリン…病原体などに抵抗・排除して身体を守る
- 血液凝固因子…出血時に，血小板や赤血球とともに頑丈な血栓を作り傷口をふさぐ
　血液凝固因子が減少すると出血しやすく，ブラッシング時やSRP時などに止血しにくくなる

図2　血液を知る

> ⚠️ **プロの知恵**
>
> **循環器への知識を深める**
>
> ・大人の全血管の重さは体重の約 3 パーセント
> (体重 60 キロの人で約 1.8kg, 全長は約 9 万 km)
> ・心臓＝1 分間に約 5L の血液を押し出し続けている
> ・血液が身体の中を一周する＝循環最短時間は約 20 秒
>
> つまり，細菌や異物が血管内に入ると最短 20 秒で全身に運ばれてしまうのです！

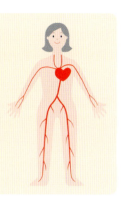

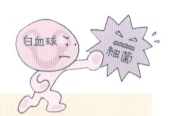

◉ 白血球
- 血液 1mm^3 に成人で平均 7,500 個
- 顆粒球，単球とリンパ球からなる
- 顆粒球は好中球，好酸球，好塩基球の 3 種類
- リンパ球は T 細胞，B 細胞，NK 細胞の 3 種類
- 単球は血管から組織に入りマクロファージ（大食細胞）に変わる

<u>働き</u>
- 病原体やガン細胞を直接，あるいは抗体をつくって間接的に攻撃し，病気から身体を守る
- 歯周病の発症・進行にも深くかかわる

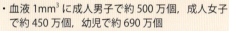

◉ 赤血球
- 血液 1mm^3 に成人男子で約 500 万個，成人女子で約 450 万個，幼児で約 690 万個
- 直径約 7〜8μm の円盤型．両面にくぼみがありドーナツのような形
- 骨髄でつくられ，古くなると脾臓で壊される．寿命は約 120 日間

<u>働き</u>
- 肺で酸素を取り込み，身体の各部に運搬する

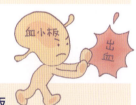

◉ 血小板
- 血液 1mm^3 に約 20〜40 万個
- 直径約 2μm の円盤型の細胞
- 体内での寿命は 10 日間程度

<u>働き</u>
- ケガなどで血管が傷ついて出血したとき，傷ついた部分をみつけてフィブリノゲンが張りつき，周りのほかの血小板や凝固因子を引き寄せて，血栓を作り出血を止める

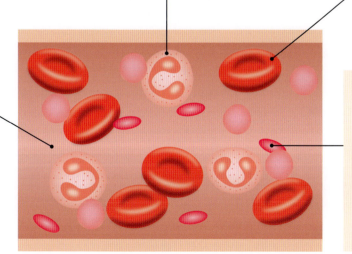

感染・感染症について知ろう

「感染」とは，"病原体の生体への侵入"を意味します．病原体が特定の入り口から特定の感染経路を経て，感染部位に十分な数だけ到達すると感染が起こります．

たとえば，食中毒の原因の一つであるサルモネラ菌は，手から食物などを介して口に入り，そこから消化管を通る過程で唾液などに含まれる殺菌成分や食道粘膜の白血球，胃液など，生体のもつさまざまな防御機構による攻撃を逃れて，感染部位である腸管細胞に到達し，その後，粘膜を経由し血流へ入り，全身に感染します．このような**病原体が体内に侵入し，感染することによって起こる病気を総称して「感染症」とよびます**．

菌血症と敗血症を理解しよう！

🍎 口腔内の細菌が血流で運ばれる？

歯周病により歯周ポケットが形成されると，その内壁は潰瘍化し，スケーリングや抜歯などの外科的な処置だけではなく，咀嚼運動や歯磨きによっても一過性に口腔細菌が血管内に入り，菌血症を生じる可能性が指摘されています．さらに重篤な敗血症に移行する可能性もあることから，**歯科医療従事者は菌血症・敗血症に配慮して処置を行う必要があります**．

🍎 菌血症とは？

「菌血症」とは，**血流に細菌が存在する状態**を指します．その原因としては，歯磨きなどの日常動作や歯科的・医科的処置，感染症（肺炎や尿路感染症など）などがあげられます．特に免疫力が低下している場合や人工関節，人工心臓弁，静脈内カテーテルなどの人工物を体内に装着している場合，心臓弁に異常がある場合に細菌が滞留し，集積する傾向にあります．このような細菌の集積物（コロニー）は臓器や組織に接着し，連続的あるいは周期的に血流に細菌を放出します．

多くの場合，少量の細菌は免疫系の防御機構によって体内から自然に除去され，症状は認められません．しかしながら，なかには特定の組織や臓器に細菌が集積し，重篤な感染症を引き起こすことがあります（＝敗血症）．

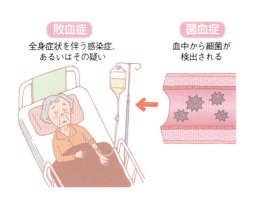

敗血症：全身症状を伴う感染症、あるいはその疑い
菌血症：血中から細菌が検出される

> **プロの知恵**
>
> 「歯科処置における菌血症発症の割合」
>
> ・超音波スケーリング後　　23%
> ・プロービング後　16%
> ・ブラッシング後　13%　　（*PCR法で検出）
>
> 菌血症による合併症のリスクが高い場合には，歯科的処置を行う前に抗菌薬を使用します！

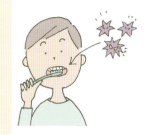

敗血症とは？

　免疫系によって細菌が除去されないと，細菌が全身のさまざまな部位に蓄積して感染症が生じ，さらに重篤な全身症状を引きおこす「敗血症」になります．発熱，心拍数の増加，速い呼吸がみられる場合，敗血症が疑われます．

敗血症への医科的対応

　敗血症に対しては，抗菌薬による治療が遅れると生存の可能性が大幅に低下するため，たとえ検査結果で診断が確定する前であっても数種類の抗菌薬を用いた治療がただちに行われます．敗血症性ショックがみられる場合には，静脈から大量の輸液を行い，血流中の体液量を増加させて，血圧を上昇させる処置が行われます．感染の原因と考えられるカテーテルなどの医療器具はすべて取り除かれ，壊死した組織を除去するために手術や薬物投与を行います．酸素吸入や人工呼吸器を使用する場合もあります．

Keyword

敗血症性ショック
敗血症によって引きこされる血圧の低下を伴う重篤な状態

> **プロの知恵**
>
> 「敗血症を予防するために」
>
> 　口腔内を清潔に保つことはとても大切なことです．人工関節やカテーテルなどの人工物を装着している方や糖尿病などの慢性疾患がある方，術後の高齢者など免疫力や体力の低下している方，免疫抑制剤を服用している方など，菌血症から敗血症に移行する可能性のある患者さんには，SRPや外科手術などの際の抗菌薬の術前投与を検討します．また，特に免疫力が低下している患者さんの施術中には心拍や血圧，酸素飽和度をモニタリングし，術後の経過観察を慎重に行います．
> 　患者さんの状態によっては担当医師に観血的処置上の注意事項などについて問い合わせをすることも必要ですね．

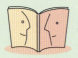

学びを深める！ 「敗血症」の進行過程

　細菌が体内に侵入すると細菌が毒素を産生し，それによって身体の中の細胞が炎症を誘発する物質（サイトカイン）を放出します．このサイトカインには免疫系が感染に対処するのを助ける働きがありますが，①血管が拡張し血圧が低下する，②臓器内部の毛細血管の血液が凝固する，などの有害な作用が起きることがあります．その結果，以下のような一連の作用によって内臓の機能不全が進行し，有害な合併症が引き起こされるのです．

- 生命維持にかかわる臓器（腎臓，心臓，脳など）への血流量が減少する
- これに対処するために心臓の活動が激しくなり，心拍と送り出される血液の量が増加する
- 細菌毒素と心臓への負担によりやがて心臓機能が低下し，その結果，心臓から送り出される血液量が減少し，生命維持にかかわる臓器に血液が十分供給されなくなる
- 十分な血液が供給されなくなると，組織は乳酸（老廃物）を過剰に血流に放出するため，血液の酸性度が高まる

敗血症の症状

腎臓	尿排泄量が極端に減少し，血中に代謝性老廃物が蓄積する
血管壁	体液が組織内に漏れやすくなり浮腫が起きる
肺の血管	体液が滲みだし，蓄積して呼吸困難を引き起こす（＝肺機能の低下）
血栓の形成	血液中の凝固因子が減少することで，過剰出血が起きる
血圧の低下	適切な処置を行っても低血圧が持続する場合，敗血症性ショックを疑う

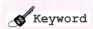

7大疾患
がん（悪性新生物・上皮内新生物）
心疾患
脳血管疾患
糖尿病
高血圧性疾患
肝硬変
慢性腎不全

全身疾患の知識をもとう！

　プラークコントロールやメインテナンスの継続は，口腔の問題を解決するだけではなく，**全身疾患を予防する手段**でもあることを患者さんに伝えましょう．私たちの知識と声がけが患者さんが健康的な人生を送るうえで必ず役立ちます．

　ここでは，特に高齢者において大きな問題となっている「肺炎・誤嚥性肺炎」と7大疾患のうち「心疾患」「脳血管疾患」「糖尿病」「高血圧性疾患」について解説します．

肺炎・誤嚥性肺炎

🍎 高齢者に多い肺炎・誤嚥性肺炎

　肺炎は日本人の死因の第3位です．肺炎の死亡数のうち92％が65歳以上の高齢者です．特に，**要介護の高齢者などは飲み込む力や咳反射が低下しているため，唾液やプラークなどが気管に入りやすく誤嚥性肺炎を起こしやすいです**．誤嚥には，夜間就寝時などに唾液が下気道に吸引されることによって起こる不顕性誤嚥も多く，自覚症状がないため気づくのが遅れ，むせる誤嚥より肺炎を引き起こす確率が高いといわれています．

　誤嚥性肺炎患者の肺から検出される細菌と歯周病菌が一致することが明らかになってきています．また，口腔ケアにより歯周病原性細菌等の口内細菌が減少すると肺炎の発症率が下がることも報告されています．

🍎 嚥下反応を理解しよう！（図3，4）

　食道は呼吸を行っているときは閉じています．嚥下時には，喉頭が引き上げられて，気管と食道の間が開き，飲食物が食道を通過しやすくなります．飲食物が咽頭を通過する際に，喉頭の上を通過し，このとき硬い組織でできた弁の働きをする小さな器官である喉頭蓋が気道の入り口を塞ぐことで飲食物が気管に入らないようになっています．

　食物を口に入れて噛み砕き（図4-①），舌でまとめて咽頭へ送りやすい形にし（図4-②），食物を口腔から咽頭の方向へ移送させ（図4-③），反射運動により咽頭から食道へ食物を送ります（図4-④〜⑥）．さらに，蠕動運動により食道から胃へ移送させます．

　気管と食道は前後に隣り合わせにあり，喉頭蓋は嚥下運動とともに下向きに倒れ（図4-④），食物が食道に送られる時に気管に蓋をする役目をし

第4章　口腔と全身との関係についての理解を深めよう！

ます．

通常，喉頭蓋は上を向いており，舌根との間に谷間ができます．これを喉頭蓋谷といい，梨状窩とは食道の入り口にある左右の袋状の溝で，奥舌から喉頭蓋谷に達した食物は左右に分かれ，この梨状窩を通過し食道に入ります．嚥下障害はこの運動が円滑でなかったり，食物の通り道に障害物があったりして通過しにくい状態です．

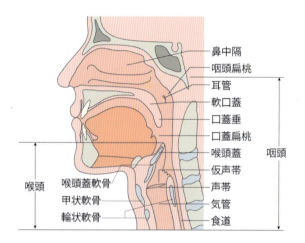

図3　咽頭と喉頭

> **プロの知恵**
>
> 食道と気管の位置
>
> 図3のような断面図を示し，「食道と気管の位置を教えてください」と言うと歯科衛生士の多くが広い気管を食道だと言います．
> 食塊を飲み込むことをイメージすると広い方を選択するのかもしれませんが……．
> お間違えないように！

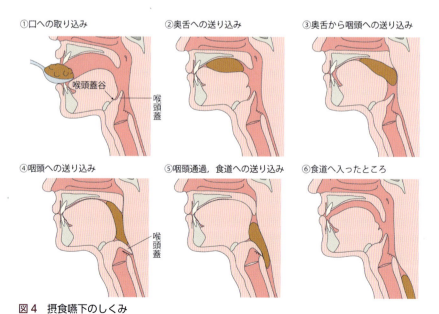

図4　摂食嚥下のしくみ

> **プロの知恵**
>
> **誤嚥性肺炎予防における歯科衛生士の役割**
>
> 　口腔内の細菌数を減少させることが誤嚥性肺炎の予防に効果的です．プラークコントロールを「肺炎予防」と位置づけ，歯間ブラシや舌クリーナーなども積極的に使用してもらうようにしましょう．また，舌や気道の筋力を低下させないためにトレーニングを習慣化させることも効果的です．
> 　診療室で取り入れられるトレーニングの例として，あいうべ体操，舌回し，チューちょうだい（下図），唱歌を応用した舌の訓練（あめんぼの歌等）などがあります．
>
>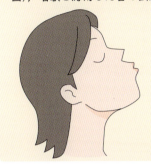
>
> 「チューちょうだい」
> 　下顎を可能なかぎり拳上し，口唇をつぼめた状態をキープする．頸部の筋肉，口輪筋のトレーニングとなる

糖尿病

糖尿病発症のしくみ

　糖尿病は，膵臓にあるランゲルハンス島β細胞から分泌され，血糖値を下げる働きをするホルモン「インスリン」の作用が不十分なために生じる糖の代謝障害です（**図5**）．

　私たちの身体は，血液中のブドウ糖（グルコース）を燃料にして動いています．食事から摂りこんだブドウ糖が血液中に溶け込み全身に運ばれることでエネルギーとして働き，脳や筋肉，内臓が動いて生命が維持されるしくみになっています．この血液中のブドウ糖が「血糖」であり，血糖の量は食事をすると増え（血糖値が上がる），食後1～2時間をピークに減少（血糖値が下がる）します．

　この血糖の量は，食事などのさまざまな原因によって変動しますが，インスリンの働きによっていつも一定に保たれています．糖尿病は，このインスリンの分泌が少なくなったり，作用が不十分になった結果血糖値をコントロールできなくなり発症します．

理解しておこう！　糖尿病と歯周病との関連

　糖尿病と歯周病は相互に関連することがわかっています．歯周病の患者さんでは，歯周病原細菌が産生する毒素に対し炎症性サイトカイン（TNF-

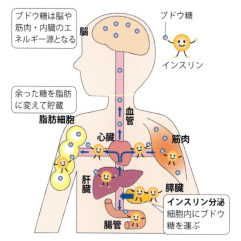

図5 インスリンの働き

> **プロの知恵**
>
> **糖尿病と合併症（えのきとしめじ）**
>
> 糖尿病は重篤な合併症を発症する危険性が高いことを理解し，予防を呼びかけましょう．「えのきとしめじ」と覚えるといいですね！
> え：糖尿病性壊疽
> の：脳血管障害
> き：虚血性心疾患・狭心症
> し：神経障害
> め：糖尿病性網膜症
> じ：糖尿病性腎症

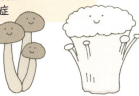

α）が放出されることで多量のTNF-αが存在するようになります．すると，TNF-αによってインスリン受容体の働きが抑制され，血糖コントロールが不十分になるため，糖尿病が発症・進行しやすくなります．さらに，糖尿病の患者さんでは歯周組織に最終糖化産物（血液中の糖とタンパク質が結合したもの）が影響するとコラーゲン繊維が破壊されたり，白血球の機能低下したりすることによって歯周病が進行しやすくなります．

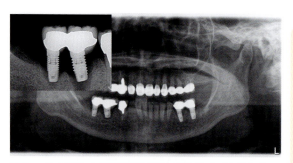

図6 インプラント周囲炎が短期間で進行した60代女性
糖尿病を疑い，内科医との対診を勧めたところHbA1Cが高い数値を示した．糖尿病特有の甘酸っぱい口臭に気づいたときは，患者さん自身に自覚がなくとも検査を勧めている

> **プロの知恵**
>
> **糖尿病，歯周病患者さんへのアドバイス**
>
> 糖尿病は自覚症状がないままに進行するため，健康診断で「要検査」になっても精密検査を先延ばしにしていることも多く，重症化してしまうことも少なくありません．歯科医療職の立場から健康診断の検査結果を確認することも患者さんのモチベーションにつながります．
> また，「薬を飲んでいるから大丈夫」と楽観的に捉え，食事制限や運動を全く行っていない方が多いと感じます．糖尿病の内服薬は血糖値を下げるインスリンそのものではなく，インスリンの効果を高めたり分泌を促したりするものであり，糖尿病を背景とした重篤な疾患を予防するためにも食事制限や運動が必要不可欠であることを伝えます．

> **プロの知恵**
>
> **糖尿病患者さんの診療にあたって**
>
> 　糖尿病患者さんの歯科治療前には，食事の摂取時間と血糖コントロールができているかどうかの確認が必要です．
>
> 　糖尿病の急性合併症では，インスリンが過剰摂取になった場合やインスリン量と食事のバランスが適切ではなかった場合に，低血糖（60〜70mg/dL）になり，冷や汗や身体の震えが起き，悪化すると脳への影響から昏睡に陥ることがあります．
>
> 　また，長時間に及ぶ治療や外科的治療の場合，ストレスなどによって発汗や動悸など急激な症状の変化や意識障害に陥ることがあります．悪化する前にブドウ糖を摂取する必要がありますが，固形の飴などよりも液体の方が吸収しやすいです．栄養ドリンク剤にも甘味料として含有されていますので，歯科医院でも常備しておくとよいでしょう（低カロリー製品は避ける）．

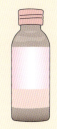

虚血性心疾患

　心臓は1日に約10万回も収縮・拡張を繰り返し，全身に血液を送り出すポンプの役割を果たしています．この収縮・拡張する心臓の筋肉（心筋）に，心臓のまわりを通っている冠動脈が酸素や栄養を含む血液を送り込んでいます．

　「虚血性心疾患」とは，この冠動脈が動脈硬化などの原因で狭くなったり，閉塞したりして心筋に血液が行かなくなること（心筋虚血）で起こる疾患です．ここでは虚血性心疾患のうち「狭心症」と「心筋梗塞」を取り上げます．

狭心症

　心臓の冠動脈が，何らかの原因で狭くなり，心筋に送り込まれる血液が不足し，心筋が酸素不足に陥り，胸に痛みを生じます．冠動脈の動脈硬化によって生じた冠動脈の狭窄が血流を障害することが原因（心筋虚血状態）で，階段を登ったり，力仕事をしたりするときに起きる「労作性狭心症」と，動脈硬化がなく冠動脈が痙攣性に収縮を起こして縮む「攣縮性狭心症」があります．小児の病気である川崎病の後遺症や大動脈弁膜症が原因になることもあります．狭心症の患者さんは冠動脈を広げて心臓の負荷を減らし，心筋虚血を改善する作用があるニトログリセリン製剤を処方されていることがあります．

第4章　口腔と全身との関係についての理解を深めよう！

心筋梗塞

冠動脈の血流がほとんど止まり（閉塞し），酸欠から心筋の一部が壊死（死滅）するほど悪化した状態を指します．冠動脈が閉塞すると約40分後から心内膜側の心筋は壊死に至り，壊死が広範に及ぶと心不全やショックを合併することがあります．

急性心筋梗塞の半数には前駆症状として狭心症が起こり，左胸のあたりを中心に，非常に強い圧迫感や激しい痛みが起こり，人によっては肩や背中，首などに痛みを感じることもあります．冷や汗や吐き気をともなうことも少なくなく，症状は30分以上，ときには数時間に及ぶことがあります．

狭心症・心筋梗塞の治療

薬物療法としては，冠動脈を広げて血流を促し，全身の血管を広げて心臓の負担を軽くする「血管拡張薬」と，交感神経の活動を抑え，血圧を下げ，脈拍数も少なくして，心臓の負担を軽減する「ベータ遮断薬」を用います．また，血栓症の予防のためアスピリンやパナルジンなどの抗血小板薬を服用している患者さんでは観血治療時に注意が必要です（**表2**）．

表2 狭心症・心筋梗塞の治療

- 薬物療法
  硝酸薬，カルシウム拮抗薬，交感神経β受容体遮断薬，抗血小板薬
- カテーテル・インターベンション
  カテーテルを直接冠動脈付近に挿入し，バルーンを狭窄部に送り拡張させる冠動脈血行再建法
- 冠動脈バイパス手術
  薬物療法やカテーテルによる治療が困難な場合に行う．足の静脈などの血管を用いて狭窄部の前後をつなぎ，別の通路（バイパス）を作成し狭窄部を通らずに心筋に血液が流れる道をつくる

プロの知恵

重篤な事故を回避する！

心疾患の患者さんへの医療面接では，発症時期や症状，治療の方法，服用薬を確認することはもちろんのこと，主治医との情報の共有が必要になります．ステントなどが装着されている場合には，敗血症（p.55）の予防対策が必要ですし，観血処置を行う場合には抗血小板薬などの服用薬の影響を考慮する必要があります．

高齢になると複雑な処置内容や服用薬名の記憶があいまいになっていることがあり，確実な情報を得るのに時間を要することがあります．院内でも対応を話し合っておく必要があるでしょう．

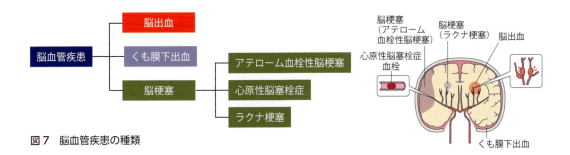

図7 脳血管疾患の種類

脳血管疾患

脳の血管のトラブルによって脳細胞が障害を受ける病気の総称です（図7）．現在，日本人の死因の第4位となっています．脳血管疾患での死亡が減少傾向にあるのは，血圧コントロールによる脳出血の予防効果だといわれています．

脳出血

脳内の血管が何らかの原因で破れ，大脳，小脳および脳幹の脳実質内に出血した状態です．そのために意識障害，運動麻痺，感覚障害などの症状が現れます．血腫が大きくなると脳浮腫によって頭蓋内圧が高くなって脳ヘルニアを起こし，重い場合は脳幹部が圧迫されて死に至ります．約70％は高血圧症が原因といわれています．

くも膜下出血

くも膜下出血は，脳を覆う3層の髄膜のうち，2層目のくも膜と3層目の軟膜の間の空間「くも膜下腔」に出血が生じ，脳脊髄液中に血液が混入した状態をいいます．脳血管疾患の8％を占め，突然死の6.6％がこれに該当するといわれます．50歳から60歳で好発し，男性より女性の発症が2倍多いとされます．

脳梗塞

動脈硬化で狭くなった脳動脈が徐々にふさがって詰まります

ラクナ梗塞
・脳の深部の細い動脈が詰まり，直径15mm以下の小さな梗塞が起きたもので，日本人にもっとも多い脳梗塞．脳梗塞の中では比較的軽症で後遺症がほとんど残らないことがある

アテローム血栓性脳梗塞
・太い脳動脈で粥状動脈硬化が起こり，狭くなった血管の内腔が血栓によって血栓によって詰まる
・アテロームは 粥腫（じゅくしゅ），プラークとも呼ばれる

心原性脳塞栓症
・心臓の中で出来た血栓が首の左右に位置する頸動脈を通り，脳の太い動脈に詰まってしまうことで起こる脳梗塞
・原因となる心臓病で最も多いのが不整脈の一種である心房細動
・不整脈によって血液を一気に送り出せなくなり血流が悪くなり，その結果，心臓の中で淀んだ血液が固まって血栓ができやすくなり，脳動脈を閉塞させる

> ⚠ **プロの知恵**
>
> **脳梗塞と摂食・嚥下障害**
>
> 　脳梗塞の患者さんでは，摂食・嚥下障害をもつ割合は高くなります．約半数は誤嚥してもむせることができないとの報告もあり，誤嚥による肺炎の危険性が増大します．口腔ケアによって清潔な口腔を維持することが誤嚥の予防としてもっとも効果的です．
> 　さらに，顎関節の可動や筋力の増強，感覚や反射神経の感受性の向上，呼吸や構音，嚥下パターンなどの訓練が必要になり，食べ物を用いない間接訓練と，実際に食べ物を用いた直接的な段階的摂食訓練を行い，機能回復を目指します．

高血圧症

　「血圧」とは心臓から送り出された血液が動脈の内壁を押す力であり，心臓が送り出す血液の量（心拍出量）と，それを流す血管の通りにくさ（末梢血管の抵抗）で決まります．
　高血圧症は，くり返しの測定により最高血圧が 140mmHg 以上，あるいは，最低血圧が 90mmHg 以上であれば，高血圧と診断されます．高血圧症の原因は 90％が不明で，遺伝的な要因や生活習慣が関与していると考えられています．
　自覚症状がなく，健康診断で高血圧症の再検査の通知を放置しているうちに，生死に関わる合併症が進行しているということも少なくありません．

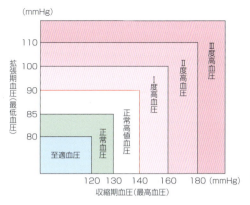

図8 高血圧の基準（日本高血圧学会：高血圧治療ガイドライン 2014）

血圧と歯科処置

　最高血圧 180mmHg，最低血圧 110mmHg を超える場合，スケーリングなども含め歯科治療は困難であり，血圧コントロールが優先されます（図8）．また，アドレナリン（エピネフリン）を含有した局所麻酔薬の使用はわずかではあるが血圧を上昇させるので使用量に注意が必要です．

> **プロの知恵**
>
> 高血圧症の患者さんへのアドバイス
>
> 　高血圧症の予防や進行の抑制として考えられる生活習慣や食習慣について情報提供しましょう．
>
> 　考えられる原因：過剰な塩分摂取，肥満，過剰飲酒，精神的ストレス，自律神経の調節異常，運動不足，野菜や果物（カリウムなどのミネラル）不足，喫煙

生活習慣に対するチェアサイドからの情報発信

　高血圧症，脂質異常症，糖尿病などの生活習慣病は，自覚症状がほとんどなく気づかないうちに進行し，脳や心臓，血管などにダメージを与え，ある日突然，狭心症や心筋梗塞，脳卒中など，致死率の高い疾患を引き起こすことがあるため「サイレントキラー」といわれます．
　この背景にある生活習慣は，自分では気づきにくく，改めにくいものです．チェアサイドから健康的な生活を送るためのアドバイスをするのも私たちの役割でしょう．

表4 チェアサイドで情報収集したい生活習慣

【食事の習慣】
栄養バランスが崩れ塩分・油分・糖分の過剰摂取傾向になる
・好き嫌いが多い（栄養バランスの崩れ）
・野菜や果物が少ない（ビタミン類などの不足）
・揚げ物をよく食べる（油分の過剰摂取）
・甘いものが好きで，よく間食する（糖分の過剰摂取）
・濃い味つけが好き（塩分の過剰摂取）
・食事の時間が不規則（吸収・排泄が不安定になる傾向）
・外食の機会が多い（塩分・油分が多くなる傾向）
・満腹になるまで食べる（食物の過剰摂取）

【行動習慣】
運動不足により筋肉量が不足し，代謝障害や血行不良を引き起こす
・あまり運動をしない（運動不足・筋肉量の減少）
・デスクワーク時間が長い（血行不良）
・短い距離でも車で移動する（運動不足）
・階段を使わない（運動不足）

【喫煙・飲酒】
喫煙：ニコチンなどの毒性の高い薬理作用による身体的悪影響
飲酒：アルコールの過剰摂取による肝臓や脳などへの身体的悪影響

【過度なストレス】
ストレスが蓄積されることにより代謝障害や血行障害などを引き起こす
・慢性的な睡眠不足
・趣味がなく楽しみがない
・残業や休日出勤が多い
・人間関係が悩み
・責任感が強く完璧主義

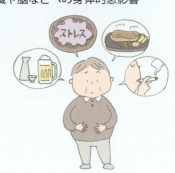

プロの知恵

提案してみましょう！

- ・1駅分歩く
- ・仕事の合間にスクワット
- ・肩甲骨回し
- ・エレベーターを階段に
- ・椅子に座って腹筋運動
- ・身体の横ひねり運動
- ・階段は2段飛ばしに
- ・電車内でつま先立ち

　運動の必要性を感じていても，面倒だったり時間がないなどの理由からなかなか習慣化できない方が多いものです．きちんとした時間を割り当てなくとも，日ごろの動作をすこし工夫するだけでも運動量は増加します．
　チェアサイドから簡単な運動量を増やすアイデアを提供してみてはどうでしょうか？

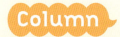 睡眠時無呼吸症候群を理解しよう

睡眠無呼吸症候群とは？

就寝中に一時的に呼吸が止まってしまう「睡眠時無呼吸症候群（Sleep Apnea Syndrome：SAS）」と口腔との関連が注目されるようになってきました．「睡眠時無呼吸症候群」とは，睡眠中に呼吸が止まる状態が繰り返される病気で，睡眠障害の一種です（**図1**）．

検査としては，いびきや呼吸状態，脳波・心電図・筋電図・眼球運動などを測定し，酸素飽和濃度，睡眠ステージ，覚醒反応の有無，睡眠構築，体位などのデータをもとに睡眠状態を総合的に評価する「睡眠ポリソムノグラフィー検査」が行われます．

睡眠時無呼吸症候群の分類と原因

無呼吸の原因は約9割が上気道の閉塞による「閉塞性睡眠時無呼吸」であり，ほかに呼吸中枢の異常による「中枢性睡眠時無呼吸」があります．

上気道のスペースが狭くなる要因として，首・喉まわりの脂肪沈着や扁桃肥大，舌肥大（**図2**）のほか，舌根，口蓋垂，軟口蓋などによる喉・上気道の狭

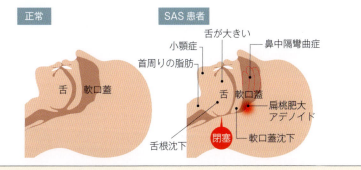

図1 睡眠時無呼吸症候群の定義と症状
（三澤 清：睡眠時無呼吸症候群（SAS）．[デンタルハイジーン別冊／歯科衛生士のための全身疾患ハンドブック]，72〜73，2015．）

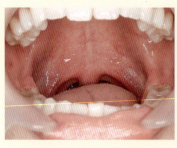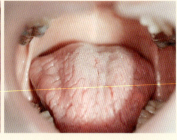

図2 睡眠時無呼吸症候群のリスクの1つに舌肥大がある
この患者さんでは開口しても咽頭が見えないことからSASを疑った

窄が挙げられます．また，咬合高径が低くなることも原因ですので，経年的な咬耗や補綴・修復による咬合の変化も見逃せません．

チェアサイドで注目したいこと

　無呼吸が続いた結果，血液中の酸素濃度が低下することにより，高血圧・心臓病・不整脈・糖尿病・血管障害などのリスクが高まります．さらに，日中に急激な眠気に襲われることでバスや乗用車などの運転中に重篤な事故を引き起こすこともあります．

　無呼吸は自覚することが難しく，死因の背景にあっても気づきにくいといわれています．私たちがチェアサイドから無呼吸の可能性に気づき，伝えることで，命にかかわる重要な"予防"が可能になります．

　外見からは肥満や顔貌のたるみから咽頭の狭窄の可能性を見いだすことができ，鼻筋のゆがみから鼻中隔湾曲症やアレルギー性鼻炎などによる口呼吸の可能性を推定できます．セファロ画像から咽頭や気道，舌骨の位置などから気づく場合もあります．

睡眠時無呼吸症候群への対応

🍎 マウスピース治療

　歯科での対応として，中等度までの症状にはマウスピース治療（スリープス

> **❗ プロの知恵**
>
> **口峡部・排唾管の吸引から気づく**
>
> 　口腔を見るときに，口峡部を見る習慣をもちましょう．軟口蓋，口峡，口蓋垂，口蓋弓が開口時に見えることが診断の手がかりになります．
> 　また，排唾管を挿入してスケーリングなどを行っているときに水が排唾管側に吸引されない場合に，上気道の閉塞に気づくことがあります．水が溜まる側に排唾管を移動させるだけではなく，「なぜ，吸引されないのだろうか」と疑問に思うことが大切でしょう．

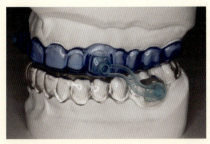
図3 スリープスプリント

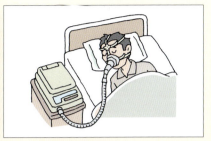
図4 持続陽圧呼吸療法

プリント）が効果的です（図3）．マウスピースを装着することで，下顎を前方に固定し気道を確保します．患者さんのなかには，作製したものの面倒だからと装着しなくなる方も多いものです．メインテナンス時などに装着の継続を確認しましょう．

その他の治療

治療としては，酸素を自動的に鼻腔に送り込む「Continuous Airway Pressure（CPAP；持続陽圧呼吸療法，図4）が一般的ですが，マウスピースと同様に対処療法です．重症であれば，口峡部を広げるための外科手術が推奨されます．

患者さんに気づきを伝える

自覚がない患者さんに睡眠時無呼吸の可能性を伝えるときに重要なことは，「思い当たること」を思い出してもらうことです．そこで私は，次のような声がけをしています．
・「いびきが大きいとご家族から言われたことはないですか？」
・「夜はしっかり眠れ，朝の目覚めがスッキリしていますか？」
・「日中にどうしようもなく眠くなってしまうことはないですか？」

さらに，就寝時に横向きになるように「試しにリュックサックにタオルを詰めて，背中に背負って寝てみてください」と提案します．この姿勢で眠った結果，とてもすっきり目覚めたなら，横向きの姿勢で気道が確保されたことになります．

また，アレルギー性鼻炎や慢性副鼻腔炎の治療を受けずに口呼吸に慣れてしまっている方も多く，多忙が不健康の言い訳になっていることも多いものです．無呼吸の自覚を促すとともに受診を勧めることも私たちの重要な役割だと思います．

Column 唾液分泌に関する疾患・服用薬を知ろう

唾液分泌に関する疾患

　唾液分泌が減少すると，プラークが停滞しやすく，乾燥した粘膜は傷つき，咀嚼や嚥下障害を引き起こしやすくなります．ここでは唾液分泌に関連する疾患や薬の副作用を理解しましょう．

シェーグレン症候群

　涙腺と唾液腺を標的とする臓器特異的自己免疫疾患であり，全身性の臓器病変を伴う自己免疫疾患でもあります．

　シェーグレン症候群は，膠原病との合併のない「原発性シェーグレン症候群」と膠原病（関節リウマチ，全身性エリテマトーデス，強皮症，皮膚筋炎，混合性結合組織病）と合併する「二次性シェーグレン症候群」があります．

　原発性シェーグレン症候群の病変の特徴として，ドライアイ，唾液分泌減少による口腔乾燥があげられます．

　シェーグレン症候群の患者さんでは，唾液分泌を促すマッサージや舌の運動などでは十分な効果がない場合が多いため，対症療法として保湿剤の使用を勧めます．

がん治療の影響

　がん治療を受けている患者さんでは，細胞の損傷や白血球の減少により口内

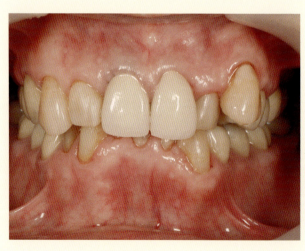

図　シェーグレン症候群の患者さんの口腔内
口腔粘膜全体が乾燥し，プラークコントロールが良好であるが歯肉に炎症が認められる

炎の発症が多くみられ，重症化すると摂食が困難になります．放射線療法において唾液腺が放射線の投射野にある場合，唾液腺が損傷を受け，唾液が分泌されにくくなり口渇感が増加します．また，味蕾細胞の減少により味が感じにくくなる場合があります．

　また，抗がん剤の副作用として神経作用が低下したり，味覚を得るための栄養素として重要な亜鉛の吸収が阻害されたりすることによって味覚障害が起こり，"砂を噛んでいるような感覚"などの口腔内の異常感が認められます．

　口内炎の重症化の予防と苦痛の緩和のためには，口腔内を清潔に保ち，傷つけない配慮が必要です．医科の担当医との対診により，抗炎症作用のある軟膏やシール，トローチ，ビタミン剤などを処方することがあります．

　義歯が痛く咀嚼が困難な場合には，保湿剤の使用が欠かせません．また，口腔内の細菌数が増加するため，プラークコントロールやうがいの回数を増やす必要もあります．また，味覚障害が食欲減退につながっている場合は，食事の味つけなどにも工夫が必要です．唾液分泌促進のためキシリトールガムやタブレットを勧めることも効果的です．

薬の副作用

　抗うつ薬，鎮痛薬，利尿薬，降圧薬などの多くの薬物の副作用として唾液分泌の低下があげられます．抗うつ薬や抗不安薬などは神経の受容体に働き，唾液量を低下させる作用があり，降圧薬や利尿薬は体内の水分量を減少させます．また，高齢者になるほど常用する薬剤量が多くなるため，唾液分泌が減少する傾向にあります．

❗プロの知恵

服用薬の情報を収集しよう！

　患者さんが服用している薬剤の情報を正確に把握するためには，服用している薬を持参してもらったり「お薬手帳」を持参してもらいコピーして保存することが必要です．また，長期に及ぶ治療やメインテナンスの途中で服用が開始される場合や薬が変更される場合もあるため注意が必要です．

　患者さんのなかには，口腔以外の疾患に関して歯科医院で報告する必要がないと判断している人も多く，その誤解を解くための声がけが必要でしょう．

第5章

口腔がんについて知ろう！

日本では罹患者数，死亡者数ともに増加傾向にある口腔がん．みなさんは日常臨床で口腔粘膜をチェックする習慣をもっていますか？　口腔がん撲滅のために，歯科衛生士の"みる眼"が問われています．

第5章 口腔がんについて知ろう！

監修：鶴見大学歯学部口腔顎顔面外科学講座　中岡一敏

本稿の＊印の写真はすべて中岡一敏氏提供

日常的に口腔粘膜をみる習慣をもっていますか？

　まず私たちは，"口腔がん検査を日常的に行う習慣"の必要性を理解しなければなりません．日本における口腔がん罹患患者は年間約7,000人とされ，罹患率・死亡率ともに年々増加傾向にあります．一方，アメリカやイギリスなどの先進国では，口腔がん罹患率は変わらず高いものの死亡率は減少傾向にあるといわれています．この原因の一つに，日本では口腔がんの検診率が低く，手遅れの状態になってから発見されることがあげられます．口腔がんが進行した場合は，死亡率が高くなるのはもちろんのこと，治療後に嚥下や会話などが不自由になったり，顔貌の変化により人としての尊厳を失うような精神的な苦痛をも抱えたりすることがあります．しかし，早期に発見し初期のうちに治療ができれば，後遺症もほとんど残ることなく治癒が可能ながんであり，決して怖いものではありません．

　早期発見のためには，歯や口腔疾患の予防を担う私たちも，つねに口腔を疑いをもってみることが大切です．そのためにも，口腔粘膜の異常に気づく知識が必要であり，診療中に通常とは異なる病変を発見したら，歯科医師の診断を求めなければいけません．必要ならば，患者さんに専門医療機関の受診を勧めることが重要な役割になります．

口腔がんの症状と種類

　口腔がんの目に見える症状としては，口腔粘膜の腫瘤や潰瘍，出血などがありますが，患者さん自身が気づくのはある程度進行した時点です．初期ではこのような症状が明らかでないことが多く，痛みがある，食べ物がしみる，しびれがある，飲み込みにくいなどの自覚症状がでたときには，がんがある程度進行していることが多いのです．そのため，歯科診療などの際に自覚症状が発現する前の口腔粘膜の変化を捉えることはとても重要なことです．

　がんの種類は，①造血器からできるもの，②上皮細胞からできるもの（癌），③非上皮細胞からできるもの（肉腫）に大きく分類されます．口腔

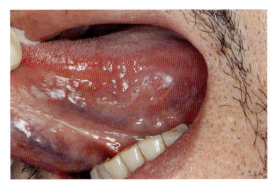

図1　舌がんの症例
左舌下部にびらんを伴う病変が見られる．舌がんの診断で舌を1/4切除したものの機能訓練により回復した

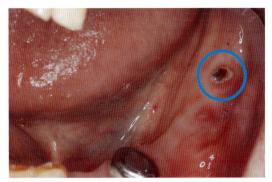

図2　歯肉がんの所見
74歳，男性．左側下顎歯肉に潰瘍を伴う暗赤色病変が観察できる歯肉がんにより半年後に死亡した．黒色の病変が観察できる

「がん」と「癌」
「がん」と「癌」は医学的に使い分けられている．「がん」は悪性腫瘍全体のことを指し，「癌」は上皮細胞に由来する悪性腫瘍を指す．

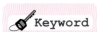

びらん
皮膚や粘膜，角膜の上皮が欠損して限局的に消失し，結合組織面が露出した状態．欠損がさらに深くなると潰瘍という．この場合，治癒しても瘢痕が残る．びらんの場合，瘢痕は残らない

内は，扁平上皮からなる粘膜で被覆されているため，扁平上皮癌が90％を占めます．その他に小唾液腺に由来する腺癌や肉腫，悪性リンパ腫などが見られます．またその発生部位によって，舌がん，歯肉がん，口腔底がん，頬粘膜がん，口蓋がん，口唇がんに分けられます．ここでは，もっとも発生頻度が高く診療中に遭遇しやすい扁平上皮癌を中心に説明します．

舌がん（図1）

舌がんは口腔がんのうちではもっとも頻度が高く，約50％を占めます．好発部位は，臼歯部の舌側縁で，しこりを伴った膨隆やびらん，潰瘍として認められます．進行すると疼痛や嚥下障害などの自覚症状がみられますが，初期では自覚症状がなく，口内炎と類似した粘膜の発赤や白色病変として存在するため注意が必要です．症状が2週間以上継続するようであれば専門医の診断が必要です．

歯肉がん（図2～4）

上下顎の歯肉にできるがんです．ある程度進行した病変には，しこりやびらん，潰瘍が見られますが，初期症状では，歯肉が腫れて出血しやすくなる程度で強い痛みはありません．顎骨に病変が及ぶと歯が動揺して重度の歯周病と勘違いされたり（図4），歯肉膿瘍だと思い消炎手術をしてしまうことがあるので注意が必要です．

口腔底がん（図5）

舌の下にある口腔底にできるがんの初期症状は，粘膜の表面が部分的に赤くなったり白くなったりします．進行すると粘膜のびらんや潰瘍，膨隆，

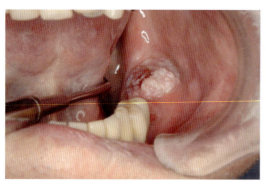

図3 歯肉がんの所見
左側下顎臼歯部歯肉に，カリフラワー状の腫瘤が認められる．周囲にしこりを伴っている（＊）

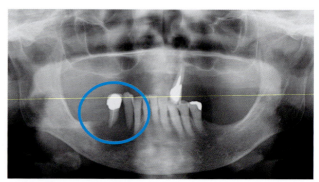

図4 歯肉がんのパノラマX線写真所見
3̄4̄歯槽骨がびまん性に吸収しており，歯が浮いているように見える（浮遊歯）．進行した歯周病のようにも見える（**図3**とは別症例）（＊）

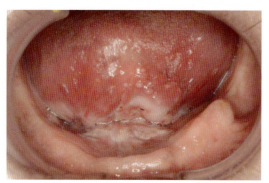

図5 口腔底がんの所見
義歯床縁に相当する口腔底に，しこりを伴う潰瘍性病変が確認される（＊）

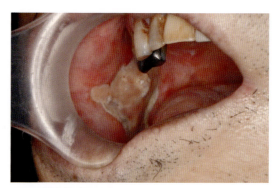

図6 頰粘膜がんの所見
右側臼歯部咬合面相当部の頰粘膜に，潰瘍を伴った広範にわたる病変が確認される（＊）

しこりが生じます．適合の悪い義歯を使用している患者さんが，義歯が原因の口内炎だと思い長期間放置していたという例もあります．義歯調整をしてもらったのに治らない，義歯を使っていなくてもなかなか治らない場合は注意が必要です．

🍎 頰粘膜がん（図6）

頰粘膜がんも，初期症状は，粘膜の表面が白くあるいは赤くなったりし，進行すると粘膜のびらんや潰瘍，膨隆，しこりが生じます．また，開閉口運動がしにくくなります．この部位には，前癌病変の白板症や前癌状態の口腔扁平苔癬も多く発生し，これらとの関係も指摘されています．

誤咬や義歯による慢性刺激が一因とも考えられており，臼歯部の咬合面に相当する頰粘膜に好発します．

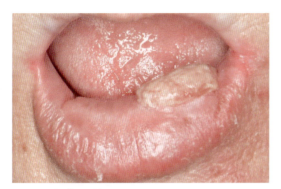

図7 口唇がんの所見
下唇に周囲にしこりを伴う類円形の腫瘤が確認される（＊）

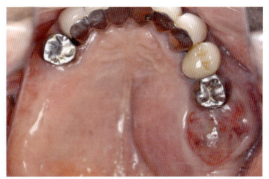

図8 上顎洞がんの所見
左側上顎洞から増殖してきた腫瘍が口腔内に露出している（＊）

口蓋がん

硬口蓋部に発生するがんですが，発生頻度が低くまれです．他部位と異なり口蓋腺由来の腺がんの割合が増えます．症状は，口蓋の腫脹で自覚することが多く，進行すると腫瘤や潰瘍がみられます．

口唇がん（図7）

上唇より下唇に多く見られますが，発生頻度は低くまれです．初期から唇に円形のしこりが生じることが多く，進行とともに膨隆や潰瘍ができます．発生部位が口唇だけに，早期発見が容易であり予後がもっとも良好です．

上顎洞がん（図8，9）

上顎洞がんの初期症状は，鼻づまりや鼻汁など，風邪や花粉症，慢性副鼻腔炎の症状と似ていて本人が異常に気づくことは困難であり，初期病変を口腔内から発見することは不可能です．しかし進行すると，片側性に上顎歯肉や頬粘膜の腫れ，歯痛，開口障害などがみられます．

進行した場合には上顎歯肉がんと同様の症状が口腔内にみられますが，歯周病として放置されていることがあり注意が必要です．

口腔がんの進行と症状

口腔がんの初期は，痛みや出血などはなく，粘膜の色調変化程度であることが多く，症状が口内炎と似ています．見た目だけでは診断がつかないことがほとんどです．口内炎の原因となるような歯の鋭縁，不良補綴物，

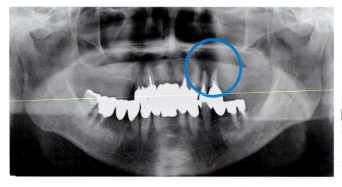

図9 上顎洞がんの所見
|4 5 根尖部の骨吸収像が確認され，重度歯周病にもみえる．上顎洞底から鼻腔側壁に及ぶ骨吸収像が認められる（*）

不適合な義歯の治療を行い，2週間経過しても症状が改善しなければ，専門医の受診を勧めるべきです．また，後述する前癌病変の白板症や紅板症，前癌状態の口腔扁平苔癬の場合も，その病態を理解し専門医の受診を勧めたり，定期的な診察を行ったりする必要があります．

　口腔がんが進行すると，病変が膨隆し潰瘍状になることが多く，また疼痛や出血，口臭が強くなるほか，嚥下障害や発音障害も発生してきます．また，頸部のリンパ節に転移すると，頸部の腫脹がみられます．このような症状がみられた場合は，病状が進行していることが多いので早急に専門医療機関へ受診させなければなりません．

舌がんの進行段階に応じた治療

　以下では，舌がんを例に，進行段階に応じた治療について解説します．

🍎 初期

　がんが小さく浅い場合は，舌の一部分のみ切除します．場合によっては，局所麻酔で，日帰りで済むことがありますが，奥にできた場合などは全身麻酔での手術となります．術後数日は舌が腫れたり痛みを感じたりしますが，回復すれば，飲食や発声に大きな障害は残りません（図1）．

🍎 中期

　がんが舌の中央に3分の1ほどに進行した場合，舌の半分を切除してがんを取り除き，欠損部は皮膚を移植するなどして再建を行います．術後1～2週間経口摂取は不可能になり，鼻からの流動食や点滴で栄養補給を行います．嚥下や発音などの機能障害は相応に残ります．

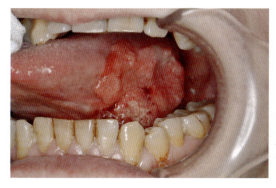

図10 舌がんの進行例
左舌縁部に硬結を伴う外向性の腫瘤が確認され，硬結は舌の半側以上に及んでいる（＊）

 進行例

　がんが舌の半分以上に進行した場合（**図10**），舌の大部分を切除し，欠損部を皮膚や筋肉移植などで再建しますが，十分な機能回復は見込めません．術後，鼻からの流動食と点滴で栄養を補給し，嚥下のためのリハビリを行いますが，口から流動食が摂れるようになるまで1～2カ月以上かかる場合がほとんどです．術後は舌の機能が低下することで発音が困難になるものの，リハビリを継続することで多少の回復が望めます．

疑わしい口腔粘膜病変

　前癌病変（白板症・紅板症）や前癌状態（口腔扁平苔癬）といわれる疾患に，喫煙や飲酒などの刺激が加わると，がん化しやすくなると考えられています．このような患者さんを担当した場合は，専門医療機関における診察と定期的な受診を勧めるべきです．また，喫煙者の場合には，歯周疾患の治療や予防に加えて，がん化の危険性に対しても禁煙が必要であることを伝えなければなりません．

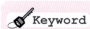 白板症（**図11**）

　口腔粘膜表面の角化が亢進し，白く変化したものです．典型的なものは，粘膜表面からやや隆起した白色の斑状，板状の病巣として確認され，その境界は明瞭です．同じ白色病変でも，カンジダや咬み傷など原因が明らかなものは白板症に該当しません．粘膜の角化に加え，粘膜上皮細胞の形や大きさ，細胞配列などに異常がある場合は，がんに変化する可能性があり，「異形成」と呼びます（**図12**）．前癌病変（正常な組織よりも癌化しやすい形態的な変化を起こした組織）であり，約8％の割合で癌化すると推定されています．

> **Keyword**
> 口腔潜在的悪性疾患
> 2017年のWHO分類では，従来からある「前癌病変」「前癌状態」の分類がなくなり，白板症，紅板症，口腔扁平苔癬などを含む12疾患を統合し，悪性化の危険性をもつ病変として「口腔潜在的悪性疾患（Oral Potentially Malignant Disorders：OPMDs）」に分類された

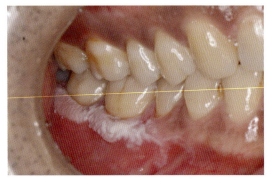

図11 白板症
下顎右側臼歯部歯肉に，境界明瞭で隆起した白色病変が確認される（＊）

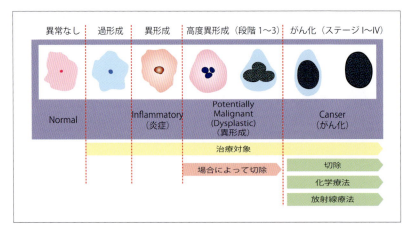

図12 細胞の過形成・異形成とがん化

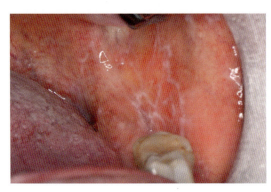

図13 口腔扁平苔癬の所見
左頰粘膜に，発赤を伴うレース状の白色病変が確認される（＊）

　異形成がありそうな場合は，病変の一部（または全部）を切除して病理組織学検査を行い，その結果に応じて経過観察または追加の手術を行います．

🍎 紅板症

　粘膜上皮細胞の形状や大きさ，並び方が不規則となり，拡張した血管が

口腔がんの原因	口腔がんの原因になりうる "口腔内の問題"
外的要因 ・発がん物質（タバコなど） ・放射線 ・紫外線 ・ウィルス（HPV など） ・細菌（ピロリ菌など） ・慢性刺激（鋭利な咬頭など） **内的要因** ・遺伝的要因	・鋭利な咬頭（咬耗などによる） ・歯列不正（舌側傾斜など） ・義歯不適合 ・舌，頰の圧痕 ・咬傷 ・齲蝕 ・歯周病 ・修復物不適 ・舌小帯付着異常 ・アマルガム ・口内炎など

図 14　口腔がんの原因と口腔がんの原因になりうる口腔内の問題

口腔内症状
・赤色や白色が混在した粘膜がある
・しこりを伴う腫瘤や出血しやすい腫瘤がある
・難治性の潰瘍，びらん（ただれ）がある

自覚症状
・食事中にしみる，ヒリヒリする
・ざらざらする
・顎下部にしこりができた

図 15　注意すべき症状

透けてみえることで粘膜が赤く見えます．白板症と比較して珍しい疾患で，典型的なものは，境界明瞭で鮮やかな赤色を呈しています．白板症と同じく前癌病変ではありますが，実質的には初期癌として対応するべき病態です．

口腔扁平苔癬（図 13）

　炎症性の角化病変であり，典型的なものは線状やレース状の白色で周囲が発赤し，ときにびらんや潰瘍を伴います．頰粘膜に両側性に発現することが多いですが，歯肉や舌，口唇にみられることもあります．辛いものや熱いものがしみる，歯磨き時にすれて痛い，ざらざらするなどの自覚症状があります．

　白板症との区別が難しい場合もあり，病理組織検査で最終診断を行います．前癌状態（癌の危険性が有意に増加した状態）と定義されていますが，白板症ほど癌化リスクは高くありません．治療にはステロイド軟膏などが使用されますが，難治性でなかなか完治しません．

考えられる口腔がんの原因

　口腔がんの原因と考えられているのは「喫煙」「飲酒」の生活習慣に加え，**不適合な補綴・修復物や義歯，あるいは咬耗などによる鋭利な歯による慢性的な刺激といわれています**（図 14，15）．通常，口腔がんが短期間で急に発症することはあまりなく，最低 10 年の期間を経てがん化するといわれています．このことから，喫煙者，不適合な補綴・修復物，咬耗などに着目し，口腔粘膜病変の確認を習慣としたいものです．

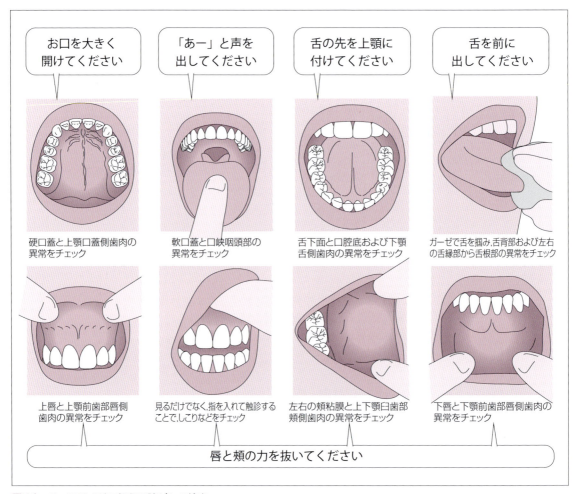

図16 チェアサイドで行う口腔がんの検査
「大きく口を開けてください」「あーと声を出してください」「舌の先を上顎に付けてください」「舌を前に出してください」「唇と頰の力を抜いてください」と声がけすることを習慣にする．繰り返すことで患者さんも慣れるため，1分以内で検査できるようになる

日常臨床に取り入れよう！ チェアサイドでの口腔がん検査

チェアサイドでは，あらゆるタイミングで口腔粘膜病変をみる癖をつけることが必要です．メインテナンス時にルーティーン化することはもちろん，スケーリング時などにも舌や粘膜に病変がないか診査することもできます．見落としがないように，手順に沿って唾液や口唇などを排除しながら明確な視野を確保して行いましょう（図16）．

なお，顎骨内や上顎洞内に発生するがんはチェアサイドでの口腔内検査ではわかりません．口腔粘膜だけ検診して「大丈夫です」というのは危険です．定期的なパノラマX線写真による評価も大切なことを忘れないでください．

第 6 章

新しい歯科衛生士の役割

近年歯科医院で急速に導入が進む歯科用 CT，患者さんの健康維持に欠かせない禁煙支援，メディアなどでも取り上げられている TCH，患者さんの加齢の問題……．この章では，これからの歯科衛生士に必要な知識をまとめました．

第6章 ①CTが読める歯科衛生士になろう！

"動かして見る" CBCT

近年，**歯科用コーンビームCT**（CBCT，以下CT）を設置する歯科医院も増えてきました．歯科用CBCTは，日本大学とモリタ製作所が開発し，2001年1月から日本大学歯学部付属病院で臨床応用が始まりました（**図1**）．

現在では，さらに開発が進み，パノラマや3D撮影，インプラント治療のシミュレーション機能などを備えた複合機が主流になっています（**図2**）．私たち歯科衛生士が担当する歯周治療においても，今後，歯槽骨の病態を知るためにCTは欠かせなくなっていくことでしょう．

パノラマX線写真やデンタルX線写真と大きく異なるのは「動かして見る」ことができる点です．そうすることで，解剖学的な所見がより鮮明になります．この章では，パノラマX線写真，デンタルX線写真との違いやCTを使いこなすために必要な知識を学びましょう．

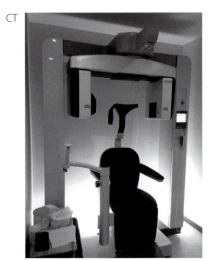

図1　初代・歯科用CBCT
（北千住ラジスト歯科 i-VIEW 画像センター・新井嘉則先生のご厚意による）

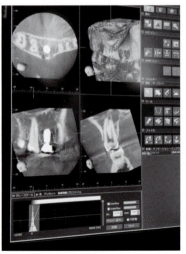

図2　Veraviewepocs3Df（モリタ）にて撮影した画像
（左同）

パノラマX線写真，デンタルX線写真とCTの違い

　X線画像は立体物をフィルムに焼き付けるため，たとえば頬側と舌側などでは像が重なって写ります．その二次元画像の影の濃淡によって立体的な形態を想像するのが「読影」であり，X線フィルムに写った像から立体画像を術者が想像するものであるといえます．そのため，正確に三次元像を把握することは難しく，術者の臨床経験や読影能力に左右されます．

　一方，CTの場合は，実際の口腔内をほぼそのまま三次元の画像として見ることができるため，経験や読影能力による診断の差が少ないでしょう．CTの読影に苦手意識をもつ方は，CTの方がはるかに容易に病態を把握することができるものとして馴染みを深めていただきたいと思います．

 学びを深める！　パノラマX線写真，デンタルX線写真とCTとの違い

パノラマX線写真，デンタルX線写真
- 二次元的な解折が可能
- 正確な骨高径の計測が困難
  ※局所の倍率の違いやフィルムの彎曲によってゆがみが生じる

CT
- 三次元的な解折が可能
- 等倍に近い骨高径・幅の計測が可能
- 神経・血管の三次元的な走行が確認できる
- 皮質骨や海綿骨の割合や骨密度の推測が可能

🔖 **プロの知恵**
解剖学的形態の三次元的な把握にも役立ちます！

どんなときにCTが役に立つか？（図3）

歯周治療においては，X線写真とプロービングなどによって歯周病の進行や歯槽骨の病態を把握しますが，CTを用いることによって歯槽骨欠損部の形態や歯根形態などをより具体的に知ることができ，SRPなど歯肉縁下での作業がより正確にできるようになるでしょう．

口腔外科領域では，第三大臼歯の歯根形態や位置，方向などが明らかになることにより抜歯時に下顎管に接触するなどのトラブルを回避することができます．また，インプラント治療においては，術前に歯槽骨を三次元的に捉え，埋入の位置や方向，距離，骨質や骨量を把握することや，下顎管やオトガイ孔の位置などの解剖学的な情報の把握にCTは欠かせません（**図4，5**）．

歯科領域

・歯槽骨欠損部の形態（歯周病の進行・骨壁残存形態の把握，インプラント治療前診断）

   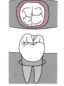

1壁性の骨欠損　　2壁性の骨欠損　　3壁性の骨欠損　　4壁性の骨欠損

・根分岐部病変の状態
・歯根形態
・根尖病巣の状態

・齲蝕の進行状態
・歯の形態異常（エナメル突起など）の発見
・歯冠破折，歯根破折の発見

口腔外科領域

・第三大臼歯，埋伏歯の状態
・下顎管の状態
・腫瘍，がんの発見
・副鼻腔（上顎洞）の状態

・骨質，骨量
・オトガイ孔の確認
・顎関節の状態

図3　CTからわかること

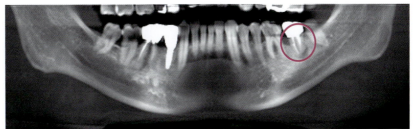

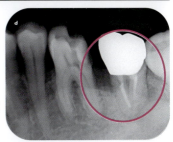

①47歳，男性のX線写真像．7̄遠心から排膿がみられ，PPDは4mmであった．X線写真では歯槽骨の喪失レベルがはっきりしない

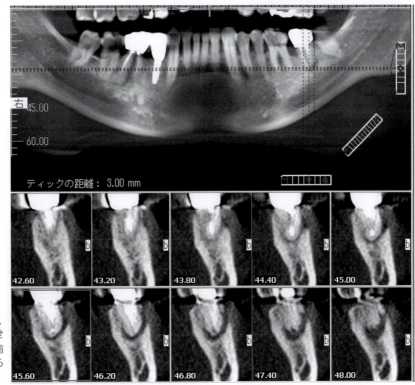

②同患者さんのCT像．7̄に焦点を合わせた断層では頬側の歯槽骨の喪失が認められる

図4 X線写真で把握できなかった病変をCTで確認した例

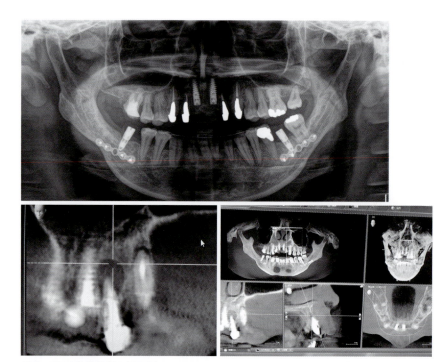

図5 CTで確定診断を得た例
患者さんの「左鼻周辺が痛い」との訴えからインプラント周囲炎を疑ったが，CTで確認したところ隣在歯（|2）の歯髄炎であった

CT画像を理解するための基礎知識

基礎的な用語の理解

　CTの三次元的な画像を理解するためには「どこを見ているのか」を明らかにすることが大切です．CT像の断面は，対象物を縦に切った「矢状面」，横に切った「冠状面」，水平に切った「横断面」があります（**図6, 7**）．この3面を同時に観察して，立体的な位置関係を把握できるようにしましょう．断面を表す言葉を歯科医師，歯科衛生士間で共有し，情報共有に役立てます．

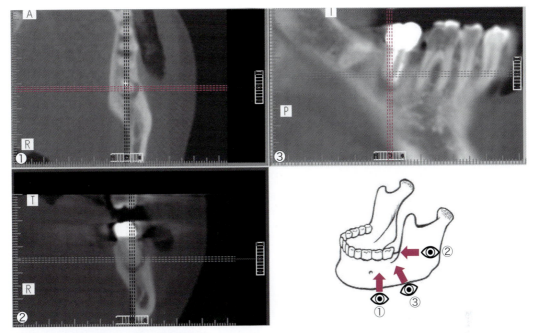

図6　どこをどの方向から見ているのか？
下顎第二大臼歯の遠心に焦点を合わせた点が3本の点線の交差部となる
①下顎左側第二大臼歯の横断面．頬側の骨吸収が認められる
②矢状面．根尖の骨吸収が認められる
③冠状面．頬側から根尖にかけて骨吸収が認められる

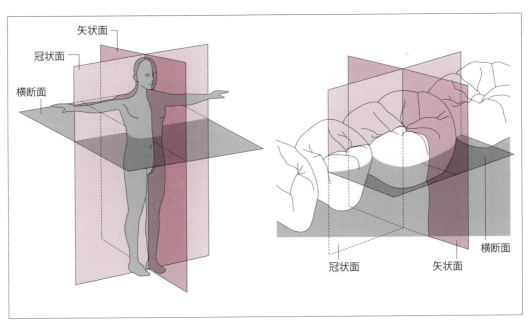

図7　CTの断面の種類

🍎 アーチファクト

　金属（メタル）アーチファクトは，口腔内の補綴・修復物の金属の影響で，CT像が直線状のややぼやけた像として見える現象です（図8）．X線吸収率が低い物質中に，金属などのX線通過距離が大幅に異なる物質が存在する場合に発生し，金属周辺の画像が正確ではなくなるため，慎重な判断が必要です．

🍎 ボリュームレンダリング

　撮影されたCTデータを立体のボリュームデータにして二次元画像を立体に見える処置（レンダリング，rendaring）を行ったものです（図9）．より実物に近い画像として，患者さんに説明をする際にもイメージしやすく，理解度が向上します．

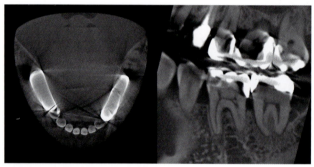

図8　アーチファクト
金属物などによりその周囲が正常に描出されない状態

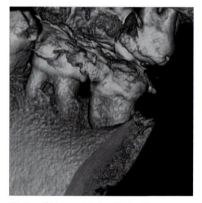

図9　ボリュームレンダリング
CTデータを立体のボリュームデータにして二次元画像を立体的に見せる処置．より写実的でイメージを喚起しやすい

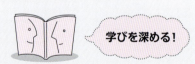 **学びを深める！**　　口腔周囲の解剖を理解しよう！

　CT像を正確に理解するには，歯や歯槽骨に加え，上顎洞などの副鼻腔や顎顔面，血管や神経管などの口腔周囲の「解剖」を理解することが不可欠です．たとえば，歯性上顎洞炎は齲蝕や歯髄炎などが原因となって副鼻腔である上顎洞に発症し，インプラント埋入時の下顎管の損傷は，出血や麻痺などの重篤な結果を招く可能性があります．患者

さんからの訴えである「上顎か下顎かわからないこめかみ付近の痛み」は，三叉神経節に波及した炎症が原因となる場合があります．このように，三次元的な解剖を理解することでCT像を見たときに変化に気づくことができます．

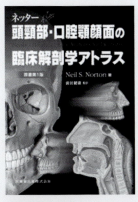

筆者お勧めの本
Neil S. Norton著，前田健康監訳：ネッター頭頸部・口腔顎顔面の臨床解剖学アトラス 原著第2版．医歯薬出版，2014．

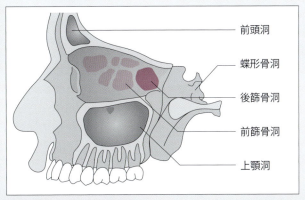

鼻腔に隣接した骨内の空洞[1]
副鼻腔は前頭洞，篩骨洞，上顎洞，蝶形骨洞の空洞を指す．特に上顎洞には歯性上顎洞炎が発症し，インプラント治療においてその位置を知ることによりインプラントの上顎洞への貫通を防ぐことができるため，把握しておくことが重要である

下顎管[2]
下顎管は下顎骨に存在する管で，下歯槽神経・下歯槽動脈・下歯槽静脈が中を走行する．下顎孔から下前方に向かい，末端は下顎前方にあるオトガイ孔を通る．インプラント埋入時に傷つけると出血や麻痺など重篤な結果を招く可能性がある．また，無歯顎などの場合，歯槽骨の喪失によりオトガイ孔の位置が低くなり，義歯による圧迫が痛みやしびれの原因となる場合がある

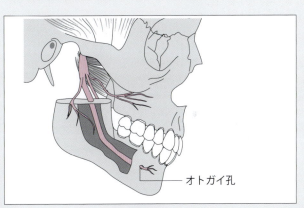

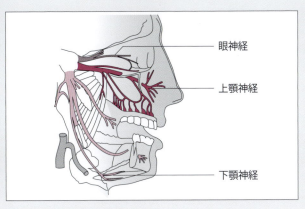

三叉神経[2]
眼神経・上顎神経・下顎神経は三叉神経節から分布する．咀嚼運動に関与し，この神経の傷害により顔面皮膚感覚・口腔鼻腔粘膜感覚，咀嚼筋麻痺，味覚障害などが起きる

第6章 ②できていますか？ 禁煙支援

禁煙支援をしていますか？

　歯科衛生士のなかでも，「禁煙の話はしにくい」と実感している方は多いでしょう．著者も若いころは苦手で，患者さんから「他人の嗜好に関してとやかく言うな」と叱咤されたことが何度もあります．その後，心理学や言語学・行動学などを学んだことで，どのように伝えれば効果的な支援ができるかがわかってきました．本項では，その要領をお伝えしたいと思います．

人がタバコを吸う理由

　喫煙の理由はさまざまで，人それぞれの価値観に基づいているからこそやめられないのです（図1）．そこで著者は，患者さんにズバリ「あなたがタバコを吸う理由は何ですか？」と訊くことにしています．患者さんが喫煙する理由を知ることで，話を展開させやすくなります．

- 煙草が好き（味，ポーズ，スタイルが好き）
  ⇒「好き」であれば，健康被害があってもやめられないと思っていらっしゃるのですね？
- 単なる習慣
  ⇒「習慣」を変えることは難しいと考えていらっしゃるのですね？
- リラックス効果
  ⇒「リラックス」の方法がほかにはないと思っていらっしゃるのですね？
- 気分転換
  ⇒「気分転換」が必要で，ほかに方法がないと思っていらっしゃるのですね？
- 喫煙者同士のコミュニケーションが図れる
  ⇒喫煙者同士でないと，コミュニケーションが図れないと思っていらっしゃるのですね？

図1　タバコを吸う理由とそれに合わせた言葉がけの例

なぜ禁煙支援が苦手なのか？

あなたが禁煙支援に苦手意識をもっているなら，その理由を考えてみましょう！　伝えたときに嫌な顔をされるからでしょうか？　自分の知識が乏しくて自信がないからでしょうか（**図2**）？　自信をもって患者さんに情報を伝えるだけの知識とコミュニケーションスキルを身につけましょう！

- 患者さんに嫌な顔をされるのが怖い
  - ⇒「あなたの健康を願っている」ことを強調しましょう
- 何をどう話せばいいのか自信がない
  - ⇒喫煙と口腔の関係性を理解しましょう
  - ⇒行動変容につなげるスキルを身につけましょう
- 職場の院長を含めスタッフが喫煙している
  - ⇒まずは，院長やスタッフに禁煙支援をしましょう

図2　禁煙支援への苦手意識と対策の例

何を伝えるのか～喫煙と口腔の関係性

私は，歯科治療を担当する歯科医療職として，喫煙と口腔の関係についてのみ絞って話をするように心がけています．喫煙の健康被害についての情報はちまたに溢れていますが，シンプルに私たちの役割である口腔に関することに焦点を絞ることで，より患者さんに伝わりやすくなります．

 ### タバコの毒性

一酸化炭素やニコチンなどの毒性物質は，微小循環系・好中球の機能，サイトカイン産生などの影響により，歯周組織における宿主応答（抵抗性）や治癒に悪影響を及ぼします．言い換えれば，喫煙によって歯周病の進行を抑制することが困難になることを患者さんに理解していただきましょう．

 ### タバコの常習性

タバコは，脳の「報酬系」といわれる神経回路に作用し，麻薬と同様に心地よさや緊張の緩和をもたらします．そのため，喫煙習慣を遮断することが難しくなるのです．

🍎 喫煙の悪影響

喫煙の悪影響は3種類に分けられます．「一次喫煙」は喫煙する者の体内に及ぼす悪影響を指し，「二次喫煙」は喫煙者のタバコの煙に含有される毒性による悪影響を指します．いわゆる受動喫煙がこれにあたります．さらに「三次喫煙」とは，長年にわたりタバコの煙を吸引した壁や天井，カーペットや家具などから毒性が放射されたことによる悪影響を指します．喫煙ルームに入ったときに感じるタバコ臭は，単に悪臭だけの問題ではなく，そこから毒性が放射しつづけることが問題なのです．

"NO！"と言わせない伝え方

喫煙が及ぼす健康被害についてまったく理解していない人はいないでしょう．つまり，喫煙者には誰が何と言おうと"自分の判断で吸う"という**強い内的基準型**のパターンをもつ人が多いのです．このパターンの特徴は，判断基準が自分にあり，他者の意見などを聞かない傾向にあることです．そのため，相手に判断を委ねる言語を用いると効果的です．

また，"禁煙"は"禁じる"という命令の意味を含む否定的な表現です．喫煙を卒業するという意味で「卒煙」と表現するだけでも前向きな姿勢を得ることができる場合があります（**図3**）．

一人で悩まない─医院内で役割分担をしよう！

医院のスタッフが一丸となって，患者さんの健康獲得を目的とした卒煙を勧めましょう．

「厳しく卒煙を勧める役割」「卒煙が難しいと感じる患者さんを受け止める役割」など分担すると効果的です．

人は自分の好きなことや習慣としていることが"よくない"と知っていても，それを否定されることは避けたいと思います．自分にとって卒煙を受け入れた方がよいと頭では理解していても，"でも……"と続く言い訳を自分の中に探そうとします．そのような矛盾を受け止める役割も必要です．

著者の勤務する医院では「厳しい」役割は著者が引き受けています．あくまでも"健康になってほしい"と願う，愛情を込めた"愛のムチ"です．

Keyword

内的基準型（LABプロファイル®）
自分なりの価値基準に基づいてものごとを判断すること
＊詳しくは筆者の著書「プロフェッショナルコミュニケーション　土屋和子のデンタルNLP＆LABプロファイル」（医歯薬出版刊）をご参照ください

> 前置きの例

「最近では，"禁煙"とはいわず，"卒煙"と言うそうですね……」

※すでに相手が"卒煙"の意味を知っていることを前提とした言い方です．「"卒煙"という言い方を知っていますか？」では，卒煙を知らなかったことが前提になり，強い内的基準型のパターンであれば「他人の言うことは私には関係がない」と無意識下で拒否される可能性が高くなります．

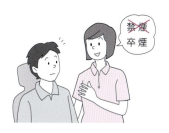

> 卒煙を勧めるときの声がけの例

「身体のことを考えていらっしゃる○○さんは，いつ卒煙されますか？」
「健康でありたいと望まれる○○さんの卒煙はいつになりますか？」
「歯を大切にしたいと願っていらっしゃる○○さんが卒煙されるのはいつですか？」

※"身体のことを考えている""健康でありたい""歯を大切にしたい"と，"卒煙する"ことが前提になっています．つまり，「NOと言えなくなる」言語のつかい方です．

※「タバコ」とは言いません．喫煙者はタバコと聞いただけで「吸いたい」と反応します．極力「タバコ」を排除した表現が効果的です．

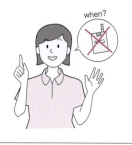

図3　強い内的基準型に向けた卒煙の提案

第6章 ③TCHに対応しよう

近ごろ話題の"TCH"って何？

　近年，TCH（Tooth Contacting Habit）は，「噛みしめやくいしばりの習慣」としてメディアなどに取り上げられ，肩こりや頭痛，筋肉のこわばりによる疲労感などの症状の原因でもあることが伝えられるようになりました．

　TCHは顎関節症治療において提唱された概念であり，「上下の歯，または歯列を持続的に接触させる習癖行動」と定義されています．筆者が歯科衛生士になった約40年前は，口腔内に保存不可能な多数の齲蝕があったり，歯周病の進行によって歯が自然脱落したりして来院される患者さんは珍しくなかったのですが，歯科疾患の予防についての啓発と人々の健康観の向上によって，そのような重症な患者さんはずいぶん少なくなりました．

　そんななか，近年増加傾向にあるのがTCHによる歯の破折や知覚過敏，咬耗などです．さらに，TCHは前述の肩こりや頭痛，疲労感など身体の不調の原因ともなります．この項ではTCHについて学んでいきましょう．

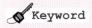

活動電位
生体の活動時に神経，筋肉などの興奮性組織に発生する膜電位の変化．興奮部は静止部に対して負の電位を示し電流が流れる．

TCHによる弊害

　通常は上下の歯は接触せずに離れており，食事時の咀嚼や会話などの際に接触する時間は1日わずか20分程度だといわれています[1]．

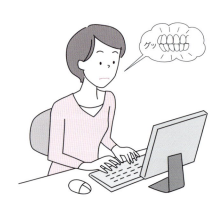

　通常，口唇を閉じていても上下の歯の間には2〜3mmの隙間があります．この空隙を「安静位空隙」といい，このとき咀嚼筋は安静状態にあります．咀嚼筋（咬筋・側頭筋）には安静状態でも筋肉の弱い活動電位があるため，上下の歯の軽度な接触でも咀嚼筋の活動が強まると考えられています[1]．そのため，上下の歯の接触時間が長くなることで咀嚼筋や周囲の筋肉に緊張や疲労が生じ，顎関節への負担が増大します．

　その結果，就寝中やパソコン作業等で何かに集中しているときなどに無意識のうちに「噛みしめ」「くいしば

り」「歯ぎしり」など，より重篤な症状を引き起こすと考えられています．

患者さんは，起床時の顎の疲労感，筋肉のこわばり，歯の違和感，クリック音，開閉口しにくさなどの症状や，頭痛や首，肩の痛みなど慢性的な痛みや不快感を訴えることが多く，TCHがさまざまな不定愁訴にも関わっている可能性が考えられています．

TCHの分類とその原因[2]

TCHは常時歯列接触がある「一次性TCH」と，平常時は安静位空隙が保たれているものの何らかの原因により歯列接触が起こる「二次性TCH」に分類され，その原因はさまざまです（**図1**）．

一次性TCH

常時歯列接触があり，安静位空隙が存在しない状態や安静位空隙を持続的に保持するのが困難な状態を指します．

二次性TCH

平常時には安静位空隙は保たれており，何らかのきっかけでTCHが起こる状態です．

①作業性TCH

VDT作業（携帯電話やパソコンの画面を前にして行う作業）や料理，楽器演奏など集中する作業時に起こりやすい．多くが俯いた姿勢をとるた

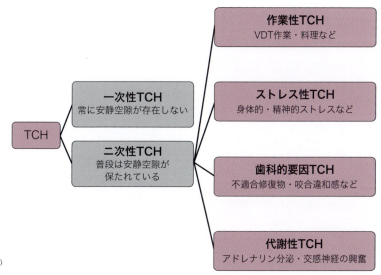

図1 TCHの分類[2]

Keyword
緊張性歯根膜反射
歯とその周りの組織に対するわずかな刺激によって起こる身体全体の反応

め，前歯の咬合による緊張性歯根膜反射が起こることで歯列全体が接触しTCHに移行しやすい．

②ストレス性TCH

人間関係や生活環境の変化，ライフイベントや身体的苦痛など身体的・精神的ストレスにより発現する．

③歯科的要因TCH

不適合な補綴修復（特に義歯）を安定させるために接触させることが習慣になっている場合や咬合違和感，不快症状がある場合に起こる．

④代謝性TCH

アドレナリン分泌や交感神経の興奮に伴って起こる（低血糖状態時において血糖値を上昇させるためにアドレナリンが分泌される）．

気づこう！ TCHによって現れる口腔内所見

TCHがもたらす口腔内の問題はさまざまで，TCHのある患者さんの多くでは**表1**のような口腔内所見がみられます．このような患者さんに対しては，その原因にTCHがひそんでいる可能性がありますので，TCHの有無を確認してみるとよいでしょう（**図2**）．

- 骨隆起（**図2**）
- WSD（楔状欠損）
- ファセット（咬耗，**図2**）
- 補綴・修復物の変化（摩耗・歯質の露出，脱離など，**図3**）
- エナメル質や象牙質の剝離
- クラック（亀裂，**図3**）
- 破折（**図3**）
- 歯圧痕（頰粘膜・舌，**図2**）
- 歯肉変色
- クレフト

表1　TCHによって現れる口腔内所見

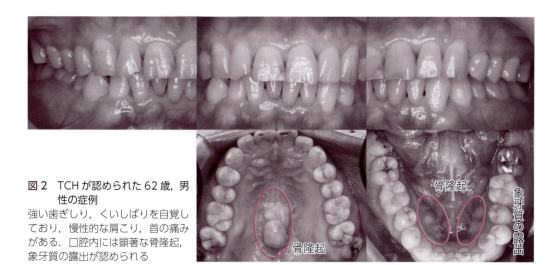

図2 TCHが認められた62歳,男性の症例

強い歯ぎしり,くいしばりを自覚しており,慢性的な肩こり,首の痛みがある.口腔内には顕著な骨隆起,象牙質の露出が認められる

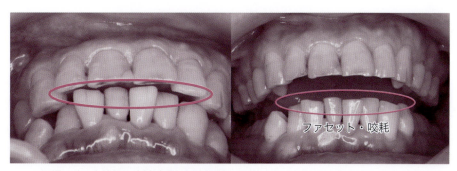

TCHの影響による先端部の咬耗が明らかである

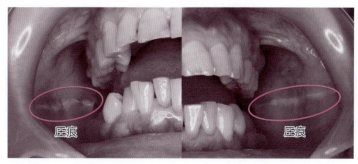

強い噛みしめのため,頬粘膜に圧痕が認められる

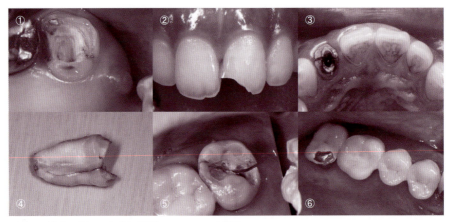

図3 口腔内に起こった歯冠破折，クラック，咬耗

TCHへの対応

　メインテナンスにおいては，TCHによって生じた咬耗や歯質の損傷が全顎的な咬合状態を変化させることもあるため，このような問題を発見したら歯科医師への報告が必要です（**表2**）．また，限局した部位の歯周病の急激な進行の背景にTCHがある可能性を理解しておきましょう．

　顎関節症の治療では，咬合調整やマウスピースが取り入れられてきましたが，木野らはマウスピース治療や歯列矯正は根本的な解決策にはならないという考えから，筋緊張を緩めるための開口ストレッチや温熱療法，そしてTCHを自覚することにポイントをおいたTCHの是正訓練（**図4**）を推奨しています[1,4]．咬耗があったとしても口腔内や顎関節に痛みや不快症状がない場合や，過去にTCHを生じていたけれど現在はその所見に結びつく症状がない場合は治療の対象とはならず，歯科医師の指示によりメインテナンスでの経過観察になるでしょう．

・口腔内所見に変化がないか確認する
・肩こりや頭痛，顎関節のこわばりなどの自覚症状がないか確認する
・開閉口障害やクリック音など下顎運動の障害がないか確認する
・長時間の開口が負担にならないように短時間でケアをする
・スケーリング時など，特に下顎前歯を下方に押す力を軽減する
・大きく開口させる臼歯部へのフロッシングなどは困難であるため，プラークコントロール不良になりやすいことを理解し，対応する
・気温差が大きい時期はTCHの影響を受けやすいため注意が必要

表2　TCHの患者さんにおけるメインテナンスでの注意点

①自分の指を咀嚼筋に当て，歯の接触により咀嚼筋が活動することを確認する．

②「歯を離す」「力を抜く」などのメモ（リマインダー）を目のつく場所（PC・ドア・机・キッチンなど）に貼る．

③歯が接触したとき意識的に歯を離す習慣（癖）をつける．

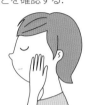
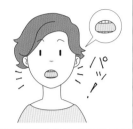

図4 TCHの是正訓練[1]

Break Time 「アクセスバーズ」によるアプローチ

現在，著者は，「アクセスバーズ」という方法を自身の臨床に取り入れています．アクセスバーズは，頭部の32のポイント（バーズ）を指で触れることで深い瞑想状態と同じ脳波になるといわれる施術で，リラクゼーション効果があります．

著者自身がこの方法を知ったのは，自身の突発性難聴の原因である過剰なストレスの緩和のためでしたが，TCHの症状がある患者さんに対しても咀嚼筋のリラクゼーション効果があり，噛みしめなどの緩和に効果的であるという臨床実感を得られたことからチェアサイドで行っています．

推奨する理由はその効果以外に次のようなことが挙げられます．
①道具を必要としない
②為害作用がない（マッサージと違い"もみ返し"のような施術後の苦痛がない）
③施術方法が比較的簡単（高度なスキルは必要ない）

アクセスバーズは歯科医療においてのエビデンスはありませんし，医療行為として行っているものでもありません．診療室でリラックス効果を期待したアロマやBGMと同じような位置づけと考えています．

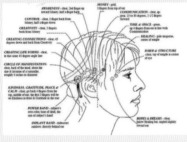
▲アクセスバーズ頭部32のポイント

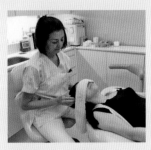
▲診療室での施術風景

第6章 ④患者さんの加齢に気づける歯科衛生士になろう

　長期間メインテナンスを継続していると，患者さんの身体や行動の変化に気づくときがあります．年齢を重ねることで身体はどう変化しているか，老化・加齢についても理解しましょう．

加齢に伴う機能低下

🍎 聴力の低下

　高音域や子音，女性の声，文節が聞き取りにくくなります．耳鳴りなどにより聴力が低下します

　　⇒言葉と言葉の切れ目がわかるよう，ゆっくりと大きめの声で話しましょう．

🍎 視力の低下

　周辺視野，特に上方前方の視野が狭くなります．視野全体が暗く見え，色のコントラストを見分けることが難しくなります．また，緑内障や加齢黄斑変性症などの疾患が増加します．
　　⇒口腔内の状況やプラークの付着などを視覚的に判断することや，薬剤を見分けるのが困難になることから，**患者さんが「見えているか」確認し**

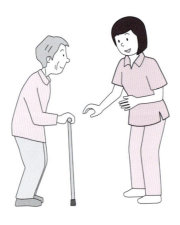

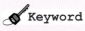 **Keyword**

緑内障
眼圧が異常に高くなり，視神経が障害されて視力が低下する疾患．進行すると視野が狭くなったり，場合によっては失明することもある

加齢黄斑変性症
加齢に伴って網膜にある黄斑が変性し，視野の中心部が見えにくくなる疾患

ながら説明し，見えていない場合はわかりやすい言葉で伝えましょう．

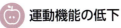 **運動機能の低下**

　加齢に伴い筋肉量が減少すると，筋力や瞬発力が低下します．関節の可動域が狭くなるため，俊敏な動きができず，動作自体が緩慢になりやすくなります．歯間ブラシなどの細部へのアクセスや動作が困難になるほか，嚥下機能が低下し，口腔内に水を溜めることが難しくなります．食事や唾液の嚥下，錠剤などの服用が困難になることも少なくなく，味覚や嗅覚の機能低下により食欲が減退する場合もあります．

　⇒待合室から診療室への移動などの際には，**動作を患者さんのペースに合わせましょう**．歯間ブラシやフロスの使用が困難なら，毛先の細くなった歯ブラシを歯間部に挿入して歯間清掃をすることを勧めるのも一手です．また，**細部のプラークコントロールができていないことを責めないように配慮しましょう**．

　水の誤飲やむせを防ぐためには，**水平位から上体を起こした位置で診療を行います**．場合によって枕を用いて頭部を固定するのもよいでしょう．

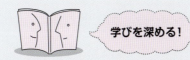 **加齢による免疫システムの衰弱**

　加齢による影響として，徐々に自己と非自己（抗原）とを区別できなくなり，その結果，自己免疫疾患が起きやすくなることが挙げられます．抗原を捕食するマクロファージが細菌やがん細胞，その他の抗原を破壊するスピードが落ちることが，年をとるとがんにかかりやすい理由の一つです．

　過去に出合った抗原を記憶している T 細胞の抗原に対する反応が緩慢になり，新しい抗原に反応できる白血球が少なくなると，新しい抗原に出合った場合にそれを記憶して身体を守ることが難しくなります．

　高齢者が肺炎，インフルエンザ，感染性心内膜炎，破傷風にかかりやすく死亡率も高いのはこうした免疫システムの変化が一因と考えられており，インプラント治療や外科治療時にも注意が必要となります．

🍎 代謝機能の低下

腎機能・肝機能の低下により薬物の体内動態が影響されます．
　⇒**麻酔や投薬の効果や体調の変化に注意します．**

🍎 知的機能の低下

経験や知識に基づいた判断力や思考力（結晶性知能）などより，新しいものを覚えたり学習したりする（流動性知能）能力が低下します．何度も同じことを繰り返し質問したり，話題にしたりすることがあります．認知症ではない患者さんにも健忘がみられることがあります．
⇒**繰り返される質問や話題を責めたり，否定したりしないようにします．**
　担当者が継続してかかわることで患者さんは安心感を得ることができるでしょう．

🍎 認知症が疑われる場合の対応

　認知症の方は，できないことや忘れること，不可解な言動があったとしても人格や感情を失っているわけではありません．特に初期においては，自分の変化に戸惑い，不安になることが問題行動につながることがあります．行動や理解のペースを認識し，人格を傷つけないよう安心してかかわれる場を提供しましょう．相手は人生の先輩であるという認識をもって，できないことを強要したりせず，赤ちゃん言葉などを決して用いないようにしましょう．

疾患や服用薬の影響について理解しよう

　高齢者の多くは，複数の医療機関を受診し，平均 4.7 剤の医薬品を服用しているといわれます．多剤併用による相互作用の可能性や処方頻度の高い抗コリン薬や降圧薬，抗不安薬などによって起こる，めまいや立ちくらみのリスクについても理解しておきましょう．

　また，麻酔や投薬に注意し，診療が長時間に及ぶ場合は特に言動や顔色，表情に気をつけます．必要があればモニタリングしながら変動に対応する準備をしておきましょう．家族や周囲の情報提供や支援が必要な場合も多いため，普段からご家族などとのコミュニケーションをとっておくことも必要でしょう．

Column プラークコントロールに関して知っておきたいあれこれ

歯磨剤におけるフッ化物の含有量

日本の薬事法では歯磨剤のフッ化物の含有量の上限が 1,000 ppm でしたが，2017 年 3 月に 1,500 ppm に変更されました．この背景には超高齢社会でいままで以上に根面齲蝕や二次齲蝕の予防が必要となったことがあります．

フッ化物とミネラルを同時に使用する場合の"薬物間相互作用"

薬物を数種類同時に使用した場合，薬物間相互作用により，薬物の作用が弱まったり強くなったりする場合があります．歯磨剤も同様で，再石灰化を目的としてフッ化物が含有された歯磨剤を使用し，さらにミネラル（リン・カルシウム）を含有した歯磨剤（リナメルトリートメントペースト/オーラルケア，MI ペースト/ジーシーなど）を使用すると再石灰化効果は低減します．近年では，フッ化物とミネラルを同時に配合し再石灰化効果を高めた製品も販売されています（**図1**）．

「食後すぐに歯磨きをしてはいけない」との情報の捉え方

ここ数年，健康番組や SNS などで「食後すぐに歯磨きをしてはいけない」との情報を得た患者さんから質問が相次ぎました．その根拠は 2001 年の "Caries Reseach" 誌の「酸により誘発される歯の硬組織の不可逆的な損失は，歯の表面の脱灰と軟化を伴っており，歯磨きなどの機械的な摩擦によって摩耗しやすい．酸性食品摂取後には 60 分程度ブラッシングを控えるべきではないか」という問題提起にあります[1]．しかし，2007 年の同誌では，「酸による軟化エナメル質の表面へのブラッシング摩耗を防止するのに酸性食品摂取後に時間が経過した場合と，フッ化物含有の歯磨剤を使用する場合の有効性を調査した結果，一般的にはフッ化物含有の歯磨剤を使用した方が効果的であることがわかった」とあり[2]，さらに 2014 年の "Oral Science" 誌で「浸食されたエナメル質の再石灰化のためには唾液の働きが重要であり，酸性食品の摂取後にブラッシングを遅らせることに関しては重要ではない」とあります[3]．このことから，食後すぐの歯磨きを懸念する必要がないことがわかります．

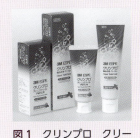

図1 クリンプロ クリーニングペーストシリーズ（3M）
独自のテクノロジーによりフッ化物とミネラルを同時に配合し再石灰化効果を高めた

参考文献

第1章　時代とともに変わってきた　歯周病の病因論と歯科衛生士の役割
1) Jan Lindhe 編，岡本　浩著：Lindhe 臨床歯周病学．医歯薬出版，1986．
2) Jan Lindhe，Thorkild Karring，Niklaus P. Lang 編著，岡本　浩監訳：Lindhe 臨床歯周病学とインプラント．クインテッセンス出版，東京，2005．
3) Kolenbrander PE, Andersen RN, Blehert DS, et al：Communication among oral bacteria. *Microbiol Mol Biol Rev.* **66**（3）：486-505, 2002.
4) 天野敦雄：あなたの知識は最新ですか？　歯科衛生士のための 21 世紀のペリオドントロジーダイジェスト．クインテッセンス出版，東京，2015．

第2章　SRP を極めよう！
1) 日本 ICD の会ホームページ：http://japan-icd.org/2016/02/29/1435（2017 年 11 月 15 日閲覧）

第4章　口腔と全身との関係について理解を深めよう！
1) 特定非営利活動法人日本臨床歯周病学会：歯周病と全身疾患　最新エビデンスに基づくコンセンサス．デンタルダイヤモンド社，東京，2017．
2) 奈良　信雄：ぜんぶわかる血液・免疫の辞典．成美堂出版，東京，2017．
3) 橋本賢二・増本一真：デンタルハイジーン別冊　診療室・多職種協働の現場で活きる！　歯科衛生士のための全身疾患ハンドブック．医歯薬出版，2015．
4) 日本生活習慣病予防協会ホームページ：http://www.seikatsusyukanbyo.com/guide/diabetes.php（2017 年 11 月 15 日閲覧）

Column　睡眠時無呼吸症候群を理解しよう
1) 百村伸一，星出　聡，義久精臣ほか：睡眠呼吸障害と循環器疾患 Update．医学のあゆみ，**254**（6/7）：465-502，2015．
2) 陳　和夫，山城義広，八木　朝ほか：睡眠時無呼吸症候群―臨床に役立つ最新知識 Up to Date―．呼吸と循環，**63**（8）：706-753，2015．

第6章-①　CT が読める歯科衛生士になろう！
1) Neil S. Norton 著，前田健康監訳：ネッター頭頸部・口腔顎顔面の臨床解剖学アトラス　原著第 2 版．医歯薬出版，2014．
2) TeachMeAnatomy：http://teachmeanatomy.info/（2017 年 11 月 15 日閲覧）

第6章-③　TCH に対応しよう
1) 木野孔司：TCH のコントロールで治す顎関節症　第 2 版．医歯薬出版，2015．
2) 杉原成良，櫻井善明：「くっつく…」から「離す！」へ　明日から使える TCH 是正指導法．デンタルダイヤモンド，**41**（15）：57-72．
3) 西山　暁：覚醒時ブラキシズムと TCH　わかっていること，今できること．ザ・クインテッセンス，**35**（7）：42-55．
4) 木野孔司　編著，佐藤文明・澤田真人ほか著：顎関節症のリハビリトレーニング　よく動く関節は痛くない．医歯薬出版，2017．

Column プラークコントロールに関して知っておきたいあれこれ
1) Attin T, Knofel S, Buchalla W, et al.：*In situ* evaluation of different remineralization periods to decrease brushing abrasion of demineralized enamel. *Caries Res*, **35**（3）：216-222, 2001.
2) Ganss C, Schlueter N, Friedrich D, et al.：Efficacy of waiting periods and topical fluoride treatment on toothbrush abrasion of eroded enamel *in situ*. *Caries Res*, **41**（2）：146-151, 2007.
3) Lussi A, Lussi J, Carvalho TS, et al.：Toothbrushing after an erosive attack：will waiting avoid tooth wear? *Eur J Oral Sci*, **122**（5）：353-359, 2014.

プロフェッショナル ワークバランス
ハイジニストワークでつまずかないための 78の秘訣

土屋 和子 著

読むと気持ちが楽になる！
仕事にポジティブに取り組める！

歯科衛生士の皆さんが抱えるリアルな悩みに
歯科衛生士 **土屋和子** がやさしくお答えします

❀ 本書は，20代から30代半ば位までの歯科衛生士から実際に寄せられた多くの悩みに，歯科衛生士 土屋和子がデンタルNLP®とLABプロファイル®のスキルにもとづいてアドバイスしたものをまとめたものです．そして，『考え』や『行動』の助けになる「STEP UPのためのHINT」や「COLUMN」を随所に収載しています．

❀ 歯科衛生士の皆さんが抱える悩みを解決するヒント満載！

❀ 歯科衛生士の皆さんのパートナーとなる１冊です．

■ A5判／172頁／2色刷
■ 定価（本体 3,000円＋税）
ISBN978-4-263-42209-0

CONTENTS

あなたの仕事観を知ろう

Chapter 1
キャリア1年目〜2年目

Chapter 2
キャリア3年目〜4年目

Chapter 3
キャリア5年目〜

サンプルページ ▶

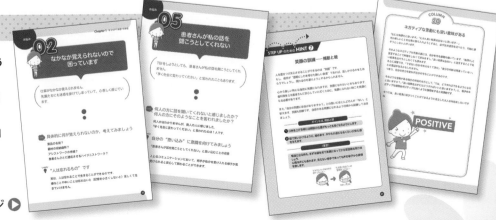

医歯薬出版株式会社　〒113-8612 東京都文京区本駒込1-7-10　TEL03-5395-7630　FAX03-5395-7633　https://www.ishiyaku.co.jp/

プロフェッショナルコミュニケーション
―土屋和子のデンタル NLP & LAB プロファイル

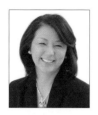

土屋和子 著

コミュニケーション力を向上させたい歯科医療スタッフ 必読の書！

NLPとLAB（ラブ）プロファイルのスキルをもとに，患者指導やスタッフとのコミュニケーションの極意を歯科衛生士 土屋和子がやさしく解説

歯科衛生士界の第一線を走り続けるDh土屋和子の思考や行動を大きく変容させたコミュニケーションスキルをあなたも臨床に活かしてみませんか？

"正しいことを正しく伝えているのに，なぜわかってくれないんだろう？"と感じたことありませんか？

▶話したことを自分の思いとは違った意味でとらえられたり，相手の言うことを誤解してしまったり，同じように伝えてもひとによって受け取りかたが違ったりすることがあります．
▶本書は，NLP（神経言語プログラミング）とLAB プロファイルを基本とした，コミュニケーションスキルを向上させるためのテキストです．患者指導やスタッフとのコミュニケーションに活かせるように，歯科医院での事例を取り上げながらやさしく解説しました．
▶本書を通して，あなたの思いを正しく伝える言葉の使いかた，良好な関係性を築くために大切な思考のありかたをマスターすれば，あなた自身がコミュニケーションの達人になっていることを肌で感じるはずです．

CONTENTS
- 序 章 "NLP&LABプロファイル"とは
- 第1章 言語コミュニケーションで理解したいこと
- 第2章 非言語の情報に気づく
- 第3章 信頼関係の築きかた
- 第4章 自己重要感を満たすコミュニケーション
- 第5章 ものごとのとらえかたを変える"リフレーミング"
- 第6章 ことばと潜在意識（無意識）
- 第7章 ひとを育てる
- 第8章 嫌なことにも意味がある――肯定的な意図

■A5判／118頁／2色刷
■定価（本体 2,400円+税）
ISBN978-4-263-42188-8

医歯薬出版株式会社
〒113-8612　東京都文京区本駒込1-7-10
TEL.03-5395-7630　FAX.03-5395-7633
https://www.ishiyaku.co.jp/

輝く歯科衛生士のための「プロフェッショナルハイジニストワーク」とは

PROFESSIONAL HYGIENIST WORK　Kazuko Tsuchiya

土屋和子のプロフェッショナルハイジニストワーク

土屋和子／著

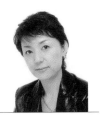

CONTENTS

1章　ハイジニストワークの基本
① モチベーションの要領「メリコの原理」
② コールドリーディング
③ 患者さんに伝えたい「プラークコントロールのセルフチェック」
④ 患者さんに伝えたい「ブラッシングのポイント」
⑤ 患者さんに伝えたい「さまざまなテクニック」
⑥ 生活背景を考慮したケア

2章　デブライドメントを始める前に
① 歯周病の概念と歯周組織を理解する
② 歯周病診査の要点
③ 歯石と歯石表面の性状を知ろう
④ プロービングとエキスプローリング
⑤ プロービング・エキスプローリングの訓練方法
⑥ 根分岐部のプロービング・エキスプローリング
⑦ デブライドメント・テクニック

3章　パワースケーラー
① パワースケーラーを使用する前に
② 歯周病初期治療と歯石除去について
③ パワースケーラーの基礎知識
④ チップの種類と当て方
⑤ タッチとストローク
⑥ パワースケーラーの練習方法

4章　2本のスケーラーで学ぶハンド・デブライドメントテクニック
① 基本の考え方
② ストロークテクニックを高める練習方法
③ ポジショニングとレスト
④ デブライドメントテクニック―上顎―
⑤ デブライドメントテクニック―下顎―

5章　新しい知識を学ぼう
① 唾液と口腔内液
② インプラント治療
③ トゥースホワイトニング

■ B5判／172頁／カラー（一部2色刷）
■ 定価（本体4,200円+税）
ISBN978-4-263-46300-0

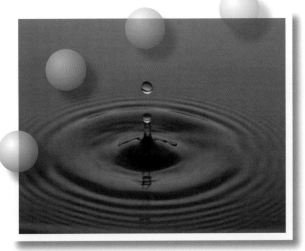

● 月刊『デンタルハイジーン』誌上で過去に連載した数々の好評企画を再編集し，さらにインプラント治療やトゥースホワイトニングなど最新の情報を網羅した，土屋和子先生の臨床の集大成といえる一冊です．
● 患者さんへのカウンセリング，円滑なコミュニケーション，TBIといった歯科衛生士の臨床の基本から，デブライドメントやスケーリングのテクニックとその上達法，歯科衛生士として知っておきたい歯科の最新情報まで，歯科衛生士に求められる臨床テクニック＆知識が満載です．
● 「もっと歯科医師に信頼される歯科衛生士になりたい！」「もっといきいきと仕事を楽しみたい！」「土屋和子先生のような輝くプロフェッショナルハイジニストになりたい！」
――本書は，そんな歯科衛生士さんを応援します．

土屋和子先生 プロフィール
1977年　兵庫歯科学院専門学校歯科衛生士科卒業
同　年　神戸国際デンタル・カミムラ歯科医院勤務
1981年　Dr.Raymond.L.Kim's office（LA）にてアシスタント勤務・研修
1982年～フリーランス体制にて多くの診療室に勤務
現　在　植松歯科医院（横浜市港北区），
　　　　土屋歯科クリニック＆ワークス（東京都千代田区）勤務

医歯薬出版株式会社
〒113-8612　東京都文京区本駒込1-7-10　TEL.03-5395-7630　FAX.03-5395-7633　https://www.ishiyaku.co.jp/

【著者略歴】

土屋 和子(つちや かずこ)

1977年	兵庫歯科学院専門学校歯科衛生士科卒業
同 年	神戸国際デンタル・カミムラ歯科医院勤務
1981年	Dr. Raymond. L. Kim's office（米国・ロサンゼルス）にてアシスタント勤務・研修
1982年～	フリーランス体制にて多くの歯科診療室に勤務
2007年	株式会社スマイル・ケア設立
2011年	全米NLP協会公認トレーナー
2014年	日本歯科医療人育成協会設立
2015年	LABプロファイル®マスターコンサルタント認定
現 在	ウエマツ歯科医院（東京都世田谷区），土屋歯科クリニック＆works（東京都千代田区），ノブデンタルオフィス（東京都中央区）勤務

土屋和子のプロフェッショナル
ハイジニストワーク　アップデート　　ISBN978-4-263-42242-7

2018年3月10日　第1版第1刷発行

著　者　土屋　和子
発行者　白石　泰夫
発行所　医歯薬出版株式会社

〒113-8612　東京都文京区本駒込1-7-10
TEL．（03）5395-7638（編集）・7630（販売）
FAX．（03）5395-7639（編集）・7633（販売）
https://www.ishiyaku.co.jp/
郵便振替番号　00190-5-13816

乱丁，落丁の際はお取り替えいたします　　印刷・三報社印刷／製本・愛千製本所
© Ishiyaku Publishers, Inc., 2018. Printed in Japan

本書の複製権・翻訳権・翻案権・上映権・譲渡権・貸与権・公衆送信権（送信可能化権を含む）・口述権は，医歯薬出版(株)が保有します．
本書を無断で複製する行為（コピー，スキャン，デジタルデータ化など）は，「私的使用のための複製」などの著作権法上の限られた例外を除き禁じられています．また私的使用に該当する場合であっても，請負業者等の第三者に依頼し上記の行為を行うことは違法となります．

JCOPY＜(社)出版者著作権管理機構　委託出版物＞

本書をコピーやスキャン等により複製される場合は，そのつど事前に(社)出版者著作権管理機構（電話03-3513-6969，FAX 03-3513-6979，e-mail:info@jcopy.or.jp）の許諾を得てください．